RECLAIMING YOUR BODY:

NOTES FROM THE DOCTOR

Pregnancy Weight Management & Nutrition

庄媛媛　司彦文　著

体重革命——医生手记

医学科普丛书

孕期体重管理与营养

大连理工大学出版社
辽宁科学技术出版社

图书在版编目(CIP)数据

孕期体重管理与营养 / 庄媛媛，司彦文著. -- 大连 : 大连理工大学出版社 ; 沈阳 : 辽宁科学技术出版社, 2025. 8. --（体重革命 : 医生手记 / 曲鹏主编）.
ISBN 978-7-5685-5942-3

Ⅰ. R715.3

中国国家版本馆CIP数据核字第20252453P2号

孕期体重管理与营养
YUNQI TIZHONG GUANLI YU YINGYANG

出 版 人: 苏克治
策划编辑: 苏克治　顾　丰
责任编辑: 邵　婉
责任校对: 周　欢
封面设计: 周　洁

出版发行: 大连理工大学出版社
（地址: 大连市软件园路80号，邮编: 116023）
电　　话: 0411-84707410　0411-84708842（营销中心）
0411-84706041（邮购及零售）
邮　　箱: dutp@dutp.cn
网　　址: https: //www.dutp.cn

印　　刷: 大连图腾彩色印刷有限公司
幅面尺寸: 145mm × 208mm
印　　张: 6.125
字　　数: 129千字
版　　次: 2025 年 8 月第 1 版
印　　次: 2025 年 8 月第 1 次印刷
书　　号: ISBN 978-7-5685-5942-3
定　　价: 55.00 元

《体重革命——医生手记》
编委会

前言

当卵子与精子在身体中相遇，那声寂静的“滴答”，便敲响了生命最盛大的序曲。从备孕时的小心翼翼，到孕期里的忐忑期待，再到产后望着襁褓中婴孩的手足无措，每个女性都在这场“孕育”的旅程中，经历着身体与心灵的双重蜕变。而体重，这个贯穿始终的数字，恰似一枚精准的指南针：它悄悄记录着激素的波动，映照着营养的平衡，也暗藏着母婴健康的密码。

这本书想做的，从来不是给你一份冰冷的体重标准表，而是陪你拆解这场蜕变里的每一个“为什么”与“怎么做”。就像园丁不会只盯着幼苗的高度，更会关注土壤的肥力、阳光的角度与浇水的节奏，我们也想带你穿透“体重数字”的表象，看见孕育过程中更本质的健康逻辑。

翻开第一部分“备孕启动局”，你会发现这里藏着一套“身体开机自检系统”。我们用“多米诺骨牌效应”解释孕前体重为何会影响孕期血压、血糖甚至分娩方式——就像第一块骨牌的微小倾斜，可能引发后续一连串连锁反应。通过 BMI 计算公式，你能找到属于自己的“体重安全区”，而“营养银行存钱计划”则会教你在孕前 3～6 个月储备叶酸、铁等关键营养素，就像为种子发芽提前囤积养分。那些标注着“蛋白质＋膳食纤维”黄金配比的备孕期食谱，更像是为身体土壤量身调配的基肥。当你跟着练习游泳、瑜伽或抗阻训练时，其实是在给子宫打造一个更稳固的“孕育摇篮”，核心肌群的强化，是为了将来能更从容地托举新生命。

第二部分“孕期闯关记”，你会遇见一份按周定制的“健康闯关地图”。孕早期的晨吐或许让你觉得像在打一场看不见的仗，但“抗吐零食盲盒”里的苏打饼干配冻干草莓和原味坚果、维生素 B_6 的“魔法剂量”指南，能帮你在孕吐间隙守住营养底线。当你悄悄练起凯格尔运动，或是边追剧边做脚踝绕圈操时，会发现原来孕期运动可以如此“见缝插针”。到了孕中期，我们教你提升营养密度的策略，用游戏记住哪些食物组合能让 DHA、钙、铁“三消满分”。孕妇操里的每个动作都藏着温柔的考量——改编版肚皮舞的波浪扭动会减轻关节压力，超市购物车深蹲挑战则让逛超市变成顺便的锻炼。孕晚期的“冲刺阶段”，你需要的不是焦虑的节食，而是用手掌测量法精准控制食量，跟着分娩球摇摆操打开骨盆，连爬楼梯都变成“护膝入盆双赢攻略”里的进阶任务。

第三部分“产后逆袭战”想告诉你：成为妈妈不是身材的终点，而是身体重塑的起点。哺乳期的“能量缺口计算法”能帮你找到“喂

奶 + 瘦身”的平衡点——原来多喝一碗鲫鱼汤的热量，可能抵得上推婴儿车散步 20 分钟消耗的卡路里。哺乳期“越吃越瘦”加餐清单里，奇亚籽布丁、肉桂烤苹果片等，既满足泌乳需求，又不会让脂肪悄悄囤积。腹直肌分离自测方法就像一面“身体镜子”，让你看清产后修复的起点，而盆底肌恢复黄金期训练，则在提醒你：那些看不见的身体零件，更需要温柔呵护。当你把亲子瑜伽融入日常，会发现陪孩子玩耍时顺便完成的拉伸运动，比独自去健身房更有意义；推车散步的卡路里消耗表，还藏着“带娃健身两不误”的生活智慧。

第四部分“实战工具篇”是这本指南的“万能工具箱”。全周期食谱库里，既有适合普通孕妇的食物清单，又有妊娠糖尿病妈妈能吃的低 GI 餐单，每种食谱都标注着蛋白质、碳水化合物的精确配比。营养素速查手册像一本“营养字典”，维生素 A 每日需求多少、菠菜和猪肝哪个补铁效率更高，翻开就能找到答案。

关于如何使用这本书，其实没有固定的“正确姿势”。如果你刚准备备孕，从第一部分开始，用 BMI 公式算出目标体重，按清单去超市采购坚果、深绿色叶菜等；若你正处于孕早期，可以随身携带抗吐零食；若孕中期产检发现缺铁时，“铁 + 维生素 C”食物组合表会帮你解决问题；产后腹直肌分离 2 指以上，修复训练就是你的每日功课。你可以把它当成字典，需要时精准查阅某个知识点；也可以把它当成日记，在食谱旁标注宝宝的胎动时间；更可以把它当成“闺蜜”，在焦虑时翻到“碎片时间修复术”，便会发现原来每个妈妈都在这样笨拙又努力地成长。

孕育从来不是一场孤独的修行，每个数字背后都藏着爱与期待。当你在某个深夜因为腿抽筋醒来，翻到钙镁配比方案；当你看着产后松垮的肚皮，跟着腹直肌训练一点点收紧；当你给自己做一顿既满足又健康的餐食时，或许会明白：这本书教你的从来不是如何“控制体重”，而是如何与自己的身体和解——理解它的信号，尊重它的节奏，最终在这场生命的蜕变里，成为更从容、更强大的自己。

愿每个翻开这本书的你，都能在数字之外，找到属于自己的孕育答案。毕竟，最好的孕期状态，从来不是达到某个体重数字，而是带着爱与科学的底气，期待着那个小生命的到来。

著　者

2025 年 6 月

目录

第三部分 产后逆袭战：带娃瘦身两不误 / 119

第四部分　实战工具篇 / 157

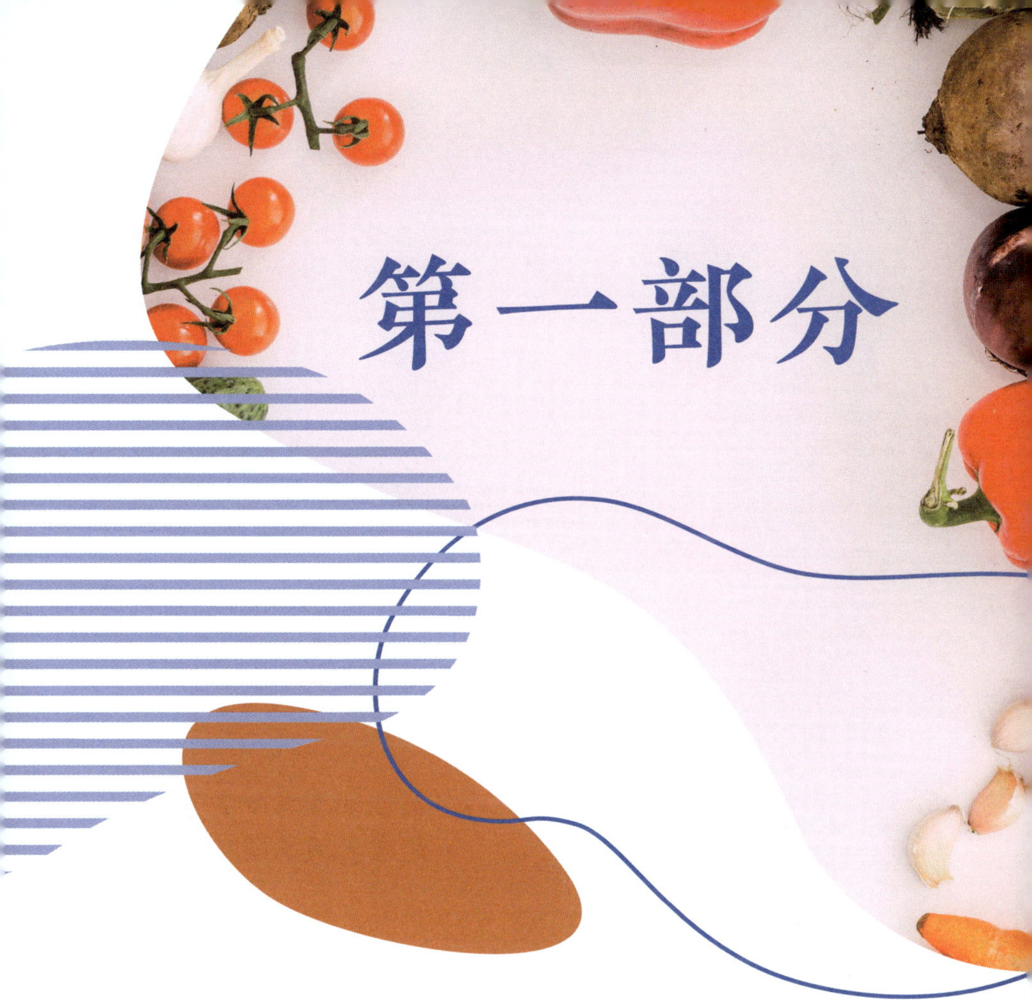

第一部分

备孕启动局：种下健康小种子

在备孕这场充满希望的征程中，营养与体重管理犹如两把关键的钥匙，为孕育健康宝宝开启大门。营养是生命的基石，丰富的蛋白质、维生素和矿物质等，能优化夫妻双方身体机能，提升卵子与精子质量。而体重管理同样不容忽视，过胖或过瘦都可能影响内分泌，干扰受孕进程。合理控制体重，能让身体处于最佳受孕状态。关注营养与体重管理，是种下健康小种子的重要一步，为未来的宝宝成长与家庭幸福筑牢根基。

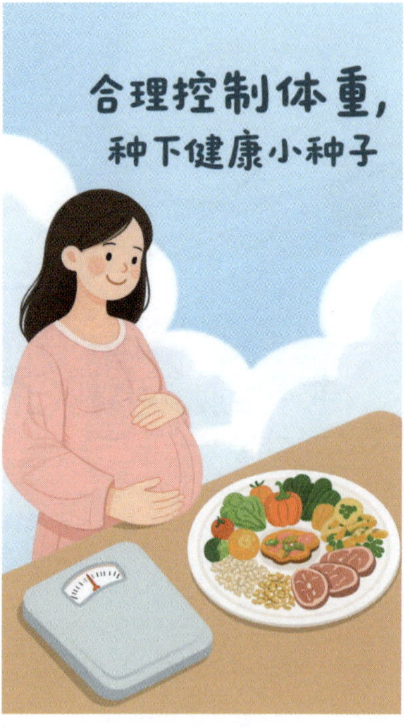

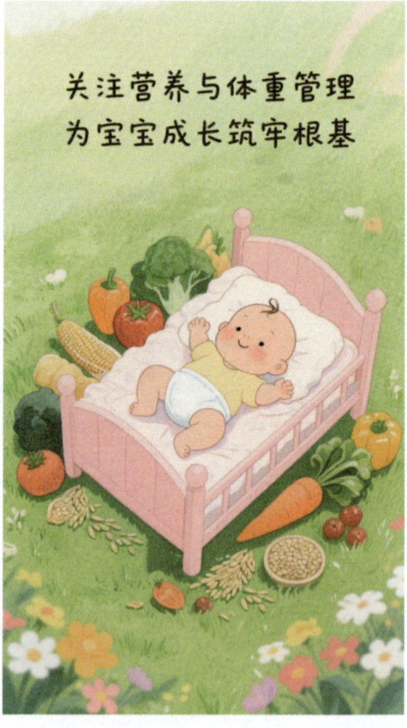

第一章

孕前体重“开机自检”

一、孕前体重的“多米诺骨牌效应”

孕前体重如同一组被推倒的多米诺骨牌，其影响会通过妊娠、胎儿发育、分娩及子代健康的链条层层传递，甚至延续至下一代。这一连锁反应的核心阶段是“生命早期 1 000 天”（从受孕到宝宝 2 岁），它是“代谢编程”（metabolic programming）的黄金窗口期，奠定了一生的健康基础。

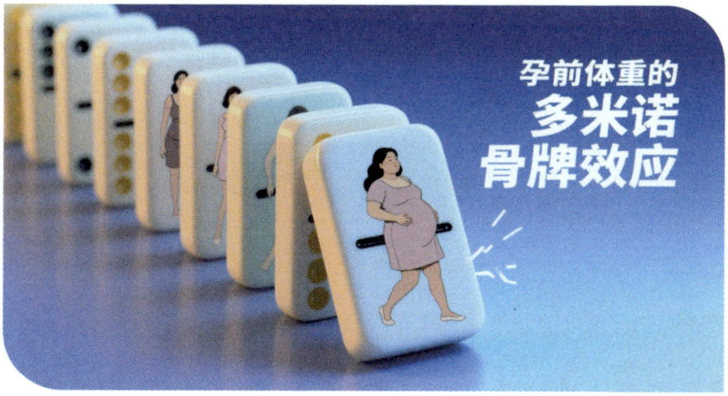

在备孕期，体重是生殖力的隐形开关，体重过轻 [BMI（身体质量

指数）< 18.5 kg/m^2]且体脂率低于 17%，可能引发闭经，导致卵巢功能受损；体重过重（BMI ≥ 24 kg/m^2）则会增加排卵障碍风险，提高患多囊卵巢综合征的概率，从而降低受孕可能性。

在妊娠期，孕妈妈的体重会直接影响胎儿的“代谢编程”。消瘦的孕妈妈因营养储备不足，可能使胎儿产生“节俭表型（thrifty phenotype）”，优先发育关键器官（如大脑），同时相对抑制其他器官（如胰腺、肾脏）的发育，从而增加成年后患代谢疾病的风险。例如，母体营养不良或患有高血压，可能导致胎儿血管重塑，使其成年后高血压风险升高。而超重或肥胖引发的母体胰岛素抵抗、慢性炎症等状态，可能通过卵母细胞线粒体功能异常或子宫内膜容受性下降，直接改变胚胎的发育轨迹。例如，母体高血糖（即使未达到妊娠糖尿病标准）可刺激胎儿胰岛素过度分泌，不仅会增加婴儿出生时的体重（导致巨大儿），还会提升未来肥胖的风险。

在分娩阶段，肥胖产妇的剖宫产、产后出血风险增加，可能延迟母婴肌肤接触和母乳喂养的启动，影响新生儿菌群定植。

对于处于婴儿期的宝宝，孕前肥胖的母亲更易过早引入高糖辅食，强化子代甜味偏好的形成；孕前体重过轻的母亲可能因焦虑而过度喂养，导致婴儿出现追赶性生长，进而加速脂肪堆积。母体体重异常的婴儿肠道菌群多样性降低（如双歧杆菌减少），这与免疫失调（过敏、哮喘）、肥胖相关。

多米诺骨牌效应的结果会影响子代健康，在儿童期可能出现肥胖、胰岛素抵抗、性早熟等问题。到了成年期患 2 型糖尿病、心血管疾病、精神疾病（如抑郁症）的风险增加，甚至会出现跨代传递的现象。由于女性子代的卵母细胞在胎儿期已形成，孕前祖母的体重异常可能通过表观遗传影响孙代健康，形成恶性循环。

孕前体重不仅是数字，更是生命起点的“代谢开关”。多米诺骨牌效应在生命早期 1 000 天内被不断放大，最终书写个体乃至家族的健康命运。主动管理这一阶段的营养与环境，正是为下一代按下健康轨迹的“重启键”。

二、孕前 BMI 评估与目标设定

（一）孕前 BMI 评估

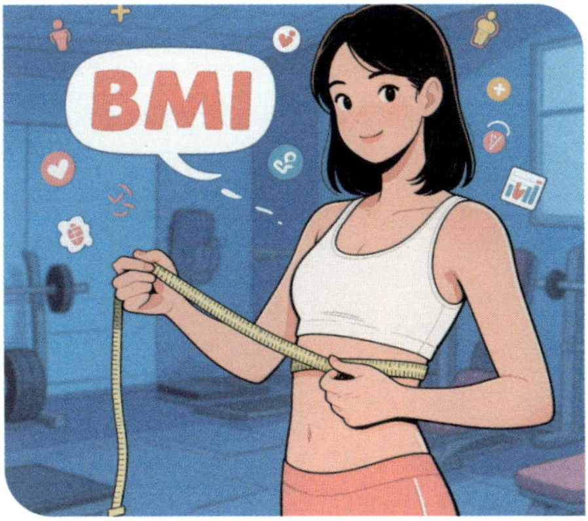

孕前 BMI 是评估女性是否适宜妊娠的重要指标，合理的 BMI 范围可显著降低母婴并发症风险。

1. 第一步：精准测量

晨起裸称体重：排便后、空腹、仅穿内衣测量。

身高校准：背贴墙面，三角板平压发际线测量。

2. 第二步：公式计算

BMI 通用计算公式为

$$\text{BMI} = \text{体重（kg）} \div \text{身高}^2\text{（m}^2\text{）}$$

示例：若某位女性孕前体重为 50 kg，身高为 1.65 m，则

$$\text{BMI} = 50 \div (1.65 \times 1.65) \approx 18.36\ \text{kg/m}^2$$

3. 第三步：标准对照

对照表 1，快来认领你的初始角色吧！

表 1　孕前 BMI 分类及妊娠相关风险对照

BMI /（kg/m^2）	卡通代言人	妊娠相关风险
< 18.5（体重过低）	小番茄星人	早产、低出生体重儿、胎儿生长受限
18.5 ~ 23.9（体重正常）	牛油果战士	最佳妊娠结局
24 ~ 27.9（超重）	南瓜博士	妊娠高血压、巨大儿、剖宫产风险增加
≥ 28（肥胖）	企鹅指挥官	妊娠糖尿病、子痫前期、胎儿畸形风险增加

BMI 仅反映体重与身高的关系，无法区分肌肉量与脂肪量，更无法体现脂肪分布，可能出现“正常体重但肥胖”现象。此时，腰围和体脂率可作为额外参考，尤其对 BMI 正常但中心型肥胖者更具价值。腰围可以直接反映内脏脂肪堆积（中心型肥胖），与胰岛素抵抗、心血管疾病风险高度相关。世界卫生组织制定的标准中，女性腰围≥ 80 cm 为警戒线，女性腰围≥ 88 cm 为高风险。青年女性适宜体脂率通常为 21% ～ 33%。若存在代谢疾病（如多囊卵巢综合征、糖尿病），则须严格管理，体脂率须控制在 20% ～ 30%。

（二）孕前 BMI 目标设定

1. 小番茄星人（BMI ＜ 18.5 kg/m^2）的目标：健康增重

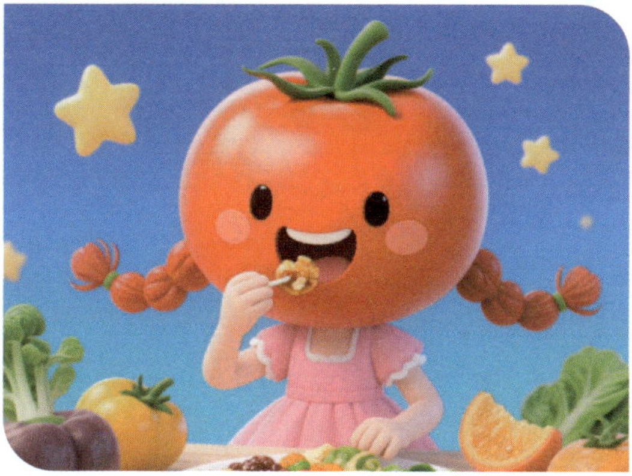

（1）增重范围：将 BMI 提升至≥ 18.5 kg/m^2（通常须增加 2 ～ 5 kg）。

（2）方法

饮食：增加优质蛋白质（如鸡蛋、鱼、豆类）、健康脂肪（如坚果、橄榄油）及全谷物摄入。

运动：适度抗阻训练（如瑜伽、哑铃练习），促进肌肉增长，而非单纯脂肪堆积。

（3）体重监测：每周增重 0.25 ～ 0.5 kg，避免短期暴增（可能影响代谢）。

2. 牛油果战士（BMI 为 18.5 ～ 23.9 kg/m^2）的目标：维持并优化体成分

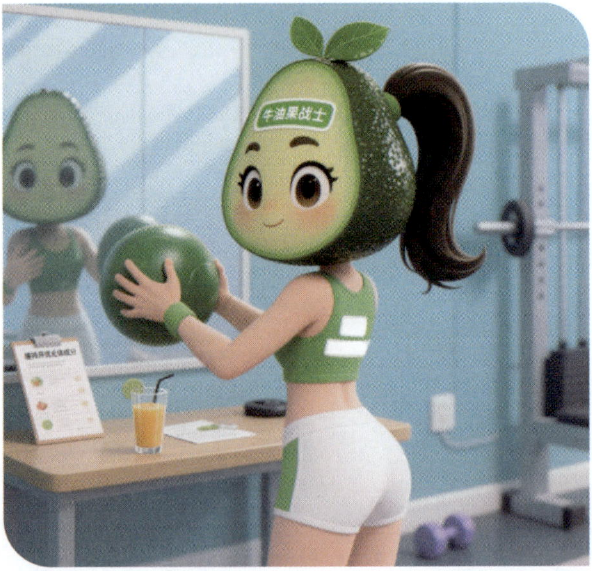

（1）重点：BMI 保持在理想范围，同时改善体脂率（避免“隐形肥胖”）。

（2）方法

饮食：注意微量营养素的补充，均衡摄入叶酸（如深绿色叶菜）、铁、钙（如奶制品）。

运动：每周 150 分钟有氧运动（如快走、游泳）+ 2 次力量训练。

3. 南瓜博士 / 企鹅指挥官（BMI ≥ 24 kg/m^2）的目标：渐进减重

（1）减重范围

南瓜博士（BMI 为 24 ～ 27.9 kg/m^2）减重 5% ～ 10%（如 70 kg → 63 ～ 66.5 kg）。

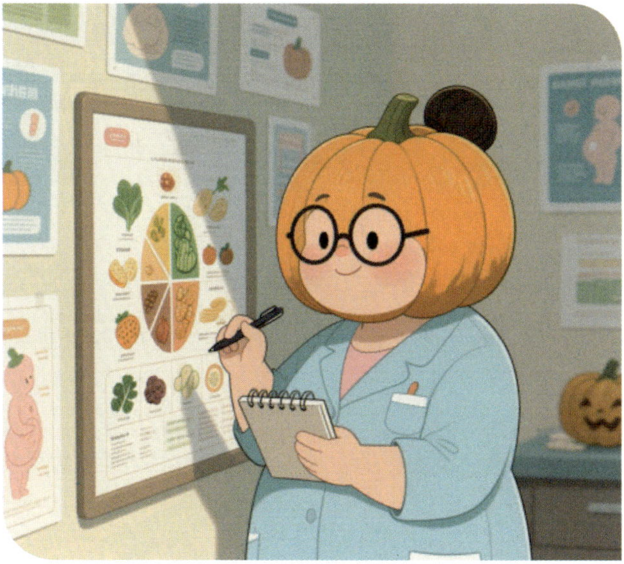

企鹅指挥官（BMI ≥ 28 kg/m^2）减重 10% ～ 15%（如 80 kg → 68 ～ 72 kg）。

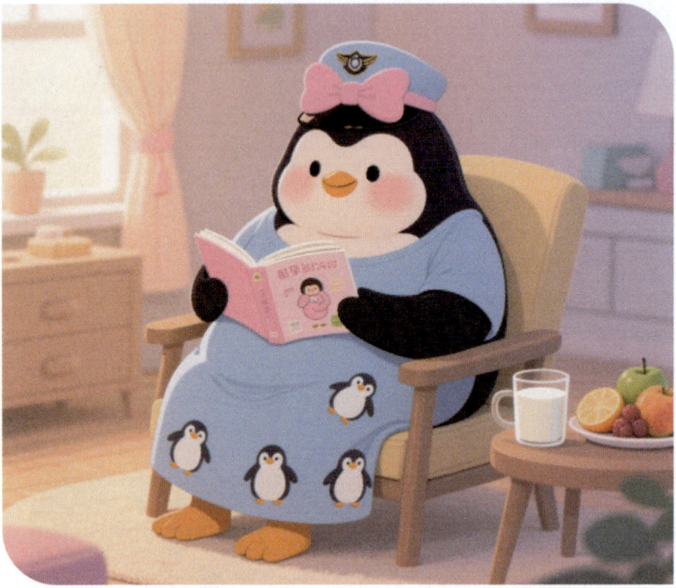

（2）方法

饮食：低 GI（血糖生成指数）饮食（如全麦、燕麦）、控制精制糖摄入，每日热量缺口为 300 ～ 500 kcal。

运动：每周 300 分钟有氧运动（如快走、骑行）+ 抗阻训练（预防肌肉流失）。

（3）禁忌：避免极低热量饮食（＜ 1 200 kcal/ 天）或生酮饮食，可能影响排卵。

（三）特殊人群的 BMI 调整

1. 多囊卵巢综合征患者

（1）为什么会有多囊卵巢综合征？

① 与天生体质有关

如果妈妈或姐妹有多囊卵巢综合征，你的风险会更高（类似容易遗传的“体质”）。

某些基因可能让身体更容易出现激素紊乱。

② 激素调节失衡

雄激素太多：女生体内本该很少的雄激素变多，导致痤疮出现、体毛旺盛、月经不规律。

胰岛素抵抗：身体对胰岛素敏感性变弱，血糖难控制，还刺激卵巢分泌更多雄激素。

慢性炎症：机体内部持续处于低度炎症状态，加剧代谢功能的异常。

③ 生活习惯是“帮凶”

爱吃甜食、炸鸡、奶茶，则脂肪堆积，导致炎症加重。长期熬夜、压力大，导致激素更乱。久坐不运动，导致身体代谢变慢。

（2）体重控制的核心要点

超重或肥胖的多囊卵巢综合征患者中，体重减轻 5% ～ 15%，可显著改善排卵功能、激素水平和代谢指标。

即使 BMI 正常，仍须关注胰岛素抵抗，建议 BMI 控制在 18.5 ～ 22 kg/m^2。

2. 糖尿病患者

（1）体重控制的核心要点

超重或肥胖（BMI ≥ 24 kg/m^2）的患者减重 5% ～ 10%（如 80 kg → 72 ～ 76 kg），可显著增加胰岛素敏感性。

若体重正常或体重过低，应避免进一步减重，重点维持血糖稳定。

（2）体重控制的方法

饮食：低 GI 饮食（如全谷物、豆类、非淀粉类蔬菜），碳水化合物占每日热量的 40% ～ 50%。优质蛋白质（如鱼、鸡胸肉、豆腐）占每日热量的 20% ～ 30%。健康脂肪（如橄榄油、牛油果、深海鱼）占每日热量的 25% ～ 35%，减少饱和脂肪（如动物油脂）摄入。

分餐制：3 次主餐 + 2 ～ 3 次加餐（如无糖酸奶、坚果），避免餐后血糖骤升。

运动：有氧运动（如快走、游泳、骑行），每周 ≥ 150 分钟（分 5 次，每次 30 分钟）。抗阻训练，每周 2 ～ 3 次，哑铃练习、弹力带练习有助于增强肌肉对葡萄糖的摄取。

注意事项

避免空腹运动，监测运动前后血糖，预防低血糖。

合并视网膜病变者，避免剧烈运动（如跳绳、举重）。

三、营养银行存钱计划：孕前 3～6 个月的营养储备

备孕不是枯燥的任务，而是一场有趣的“营养存钱游戏”！快来为你的“宝宝账户”充值营养金币，解锁健康孕育新姿势。

（一）叶酸“超级金币”攻略

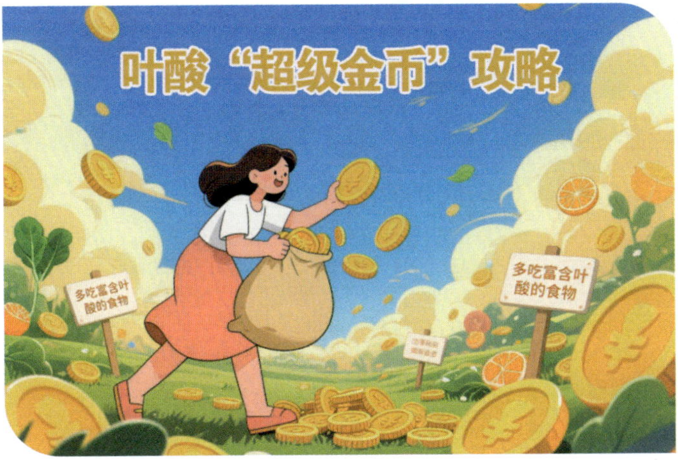

1. 叶酸在备孕中的核心作用

（1）预防胎儿神经管缺陷

叶酸是胎儿神经管发育的关键营养素。胎儿神经管在孕 6 周左右

闭合，若此时叶酸不足，可能导致严重先天畸形，如：脊柱裂（脊髓暴露，导致瘫痪或大小便失禁），无脑儿（大脑和颅骨发育不全，无法存活）。

研究表明，孕前至孕早期补充叶酸可降低 50% ～ 70% 的神经管缺陷风险。

（2）预防孕期贫血

叶酸参与红细胞生成。孕期血容量增加，若叶酸不足可能导致巨幼红细胞性贫血，表现为疲劳、免疫力下降。

（3）促进胎盘和胎儿发育

叶酸是 DNA 复制和细胞分裂的必需物质，对胎儿器官（如心脏、脑）形成、胎盘生长至关重要。缺乏叶酸可能导致胎儿生长受限、早产或低出生体重。

2. 补充叶酸的时间

最佳时间：孕前 3 个月至孕早期。

意外怀孕：发现怀孕后立即开始补充，仍有效。

3. 补充叶酸的剂量

普通孕妇：每日 400 ～ 800 μg。

高风险人群（如曾生育神经管缺陷儿、抗癫痫药使用者）：须医生指导，可能需要每日 4 ～ 5 mg。

4. 补充方式

合成叶酸（补充剂）：比食物中的天然叶酸更易吸收。

食物来源：菠菜、芦笋、西蓝花、橙子、牛油果、动物肝脏、豆类（须注意烹饪损失）。

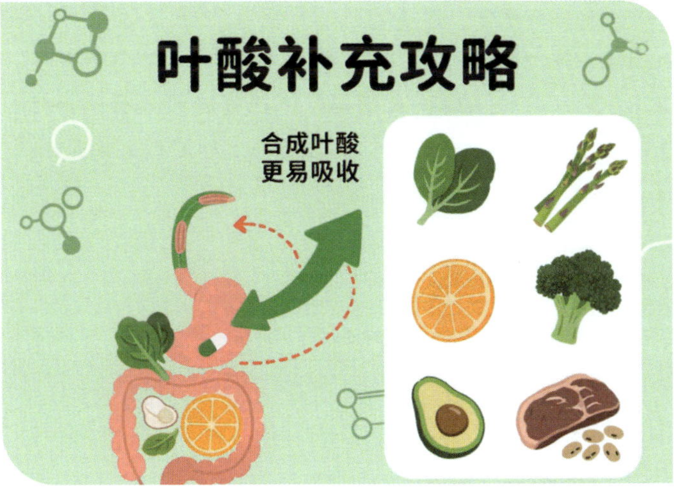

注意事项

避免过量：长期每日摄入叶酸超 1 000 μg，可能掩盖维生素 B_{12} 缺乏症状或影响锌吸收。

特殊人群：叶酸代谢基因突变（如 MTHFR 基因突变）者，改用活性叶酸（5- 甲基四氢叶酸）。

综合营养：叶酸要与维生素 B_{12}、铁、锌等营养素协同作用，建议均衡饮食或服用孕期复合维生素。

存钱妙招

（1）基础存款：每天定存“400～800 μg 合成叶酸”（金币 ×1，生物利用率是天然叶酸的 1.7 倍）。

（2）金币彩蛋：早餐吃 1 份菠菜蛋饼 +1 份强化麦片，天然金币 +1！

（3）防诈骗提示：叶酸和维生素 B_{12} 是“黄金搭档”，维生素 B_{12} 是叶酸代谢的“激活剂”，能帮助叶酸转化为活性形式（5- 甲基四氢叶酸）。只补充叶酸但不补充维生素 B_{12} ≈存假币！

（二）铁元素“趣味血检所”

1. 铁元素在备孕中的核心作用

（1）预防贫血

缺铁性贫血会导致红细胞的“携氧能力”变弱，引发疲劳、头晕、免疫力降低，可能影响卵巢功能和卵子质量。

（2）促进子宫内膜健康

铁参与细胞能量代谢，帮助子宫内膜维持合适的厚度和容受性（胚胎着床的关键环境）。

（3）避免孕期铁缺乏

妊娠期母体血容量增加约 50%，须大量铁合成血红蛋白，备孕时铁储备充足可避免孕期铁缺乏。

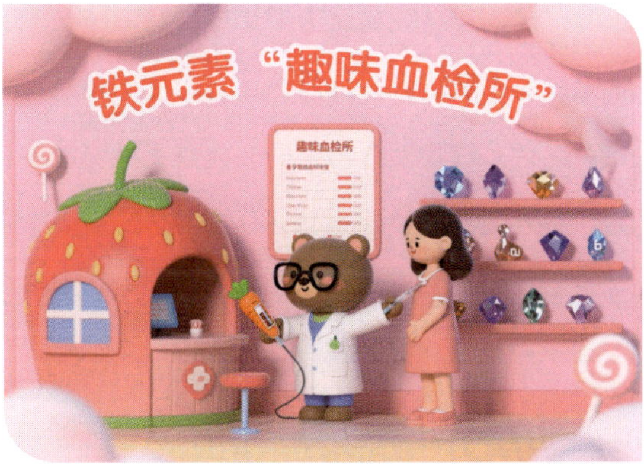

快来测测你的“铁钱包”有多鼓！

（符合得 1 分，不符合不得分）

每月经血流量堪比自来水。（　）

看到冰块想啃，爬楼梯时呼吸急促。（　）

素食主义，最爱咖啡配绿茶。（　）

得分解读：

✅ 0 分：铁柜保安！保持动物肝脏的食用频率为每周 1 次（50 g/次）。

✅ 1 ~ 2 分：钱包告急！牛肉 + 彩椒炒着吃，维生素 C 助攻铁吸收。

✅ 3 分：红色警报！快检查血清铁蛋白，需要补“元素铁 60 ~ 120 mg/d”。

2. 高危人群

经血量大的女性，每月经血流失增加铁消耗。

曾有贫血史或多次妊娠者，体内铁储备可能不足。

素食或纯素食者，植物性食物中的非血红素铁吸收率较低。

3. 检测指标

若检测血清铁蛋白（反映体内铁储备）< 30 μg/L，则提示铁缺乏。

若检测血红蛋白（Hb）< 120 g/L，则提示贫血（须结合铁指标判断类型）。

4. 备孕期科学补铁方案

膳食优先：血红素铁 + 非血红素铁搭配。

建议备孕前 3 ～ 6 个月检测，若缺铁，须及时补充。

不同类型铁的食物来源及相关特性见表 2。

表 2　不同类型铁的食物来源及相关特性

铁的类型	推荐食物	含铁量 /（mg/100 g）	吸收率特点
血红素铁（动物性）	猪肝	22.6	高（15% ～ 35%）
	牛肉	3.3	
	蛤蜊	28.1	
非血红素铁（植物性）	黑木耳	97.4	低（2% ～ 10%）
	紫菜	54.9	
	黄豆	8.2	

5. 提高铁吸收的技巧

搭配维生素 C：餐后吃橙子、奇异果或配青椒炒菜，可将非血红素铁的吸收率提升 2 ～ 3 倍。

避免干扰因素：茶、咖啡中的多酚，以及牛奶中的钙，会抑制铁吸收，应与高铁餐间隔 1 小时食用。

6. 补充剂使用建议

适用情况：确诊缺铁性贫血（血清铁蛋白＜ 30 μg/L）或饮食补铁无法满足需求。

剂量：在医生指导下口服铁剂（如硫酸亚铁、甘氨酸亚铁），通常每日 60 ～ 120 mg 元素铁，空腹服用（胃肠不耐受者可随餐）。

注意事项

补铁期间可能出现便秘或黑便，须增加膳食纤维和水分摄入。

冷知识：用铸铁锅炒菜，偷偷给饭菜加“铁币”！

在烹饪过程中，尤其是烹饪酸性食物（如番茄、醋、柠檬汁）或长时间炖煮时，锅体表面的微量铁会以无机铁（非血红素铁）形式溶出，进入食物。

（三）钙和维生素 D“黄金拍档”存钱法

1. 钙和维生素 D 在备孕中的核心作用

钙能帮助女性调理卵巢功能，让卵子更健康，还能让子宫内膜更

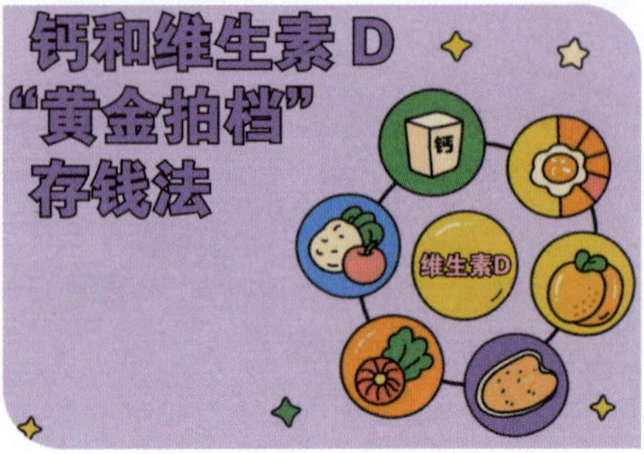

利于胚胎着床，提高怀孕成功率。同时，备孕时把钙补足，就像提前“存粮”。怀孕后胎儿发育需要大量钙，妈妈身体里的储备能避免自己缺钙，还能减少孕期高血压等问题。

维生素 D 主要是帮钙“干活”的，没有它，吃再多钙也吸收不好。而且它还能增强免疫力，减少妇科炎症，对月经规律和排卵也有好处，尤其对有多囊卵巢综合征的女性可能有帮助。

钙是“原料”，维生素 D 是“搬运工”，二者一起补，既能提高怀孕概率，又能让妈妈和宝宝在孕期更健康。

2. 备孕期女性如何科学补充钙和维生素 D？

（1）每日推荐摄入量

钙和维生素 D 推荐摄入量、主要食物来源及补充注意事项见表 3。

表 3　钙和维生素 D 推荐摄入量、主要食物来源及补充注意事项

营养素	推荐摄入量	主要食物来源	补充注意事项
钙	800~1 000 mg/天	牛奶（300 mg/250 mL）、奶酪、豆腐、深绿色叶菜（如羽衣甘蓝）	分次补充（单次≤500 mg，吸收更佳）

（续表）

营养素	推荐摄入量	主要食物来源	补充注意事项
维生素 D	600~800 IU/天	深海鱼（如三文鱼）、蛋黄、强化牛奶	晒太阳（每周 2~3 次，每次 15~30 分钟）

（2）检测与个性化调整

维生素 D 检测：以血清 25（OH）D 水平为判断标准（目标≥30 ng/mL）。若检测结果＜20 ng/mL，每日补充 2 000 ～ 4 000 IU，持续 8 ～ 12 周。若检测结果 20 ～ 30 ng/mL，每日补充 800 ～ 2 000 IU。

钙检测：血钙、尿钙检测意义有限，建议对高危人群通过膳食评估或骨密度检测来评估钙状况。

（3）协同补充策略

维生素 D 促进钙吸收，补钙须同时确保维生素 D 充足。

搭配镁、维生素 K_2，镁（300 ～ 400 mg/ 天）能帮助钙沉积于骨骼，降低血管钙化风险。维生素 K_2（如纳豆、发酵乳制品）能引导钙进入骨骼而非软组织。

3. 高危人群与注意事项

（1）重点检测的人群

维生素 D 缺乏高危人群：长期室内工作者、深色皮肤人群、肥胖者、多囊卵巢综合征患者。

钙缺乏高危人群：乳糖不耐受者、素食者、高盐饮食人群。

（2）避免过量风险

若钙摄入过量（＞2 500 mg/天），可能引发便秘、肾结石，干扰铁、锌的吸收。

若维生素D摄入过量（＞4 000 IU/天），可能导致高钙血症（表现为恶心、心律失常等），须定期检测血钙和血清25（OH）D水平。

（3）药物相互作用

糖皮质激素：会增加钙的排泄，须额外补充钙。

抗癫痫药（如苯妥英）：会加速维生素D的代谢，须增加维生素D的补充剂量。

钙币存入规则

每日基础任务：喝够500 mL牛奶（≈600 mg钙币）。

补钙技巧：乳糖不耐受？试试酸奶＋芝麻酱（10 g芝麻酱＝100 mg钙币）。

隐藏福利：晒太阳15～30分钟＝免费领“维生素D加速卡”，钙吸收率提升65%！

防坑指南：补钙和补铁不宜同时进行，同时补＝“钱打水漂”！须间隔1小时再补！

（四）DHA“智慧存钱罐”

1. DHA 在备孕中的核心作用

第一，DHA 能帮助卵子“养得更好”。它是卵子细胞膜的重要成分，充足的 DHA 能让卵子更健康、更有活力，这样和精子结合的成功率也会更高。

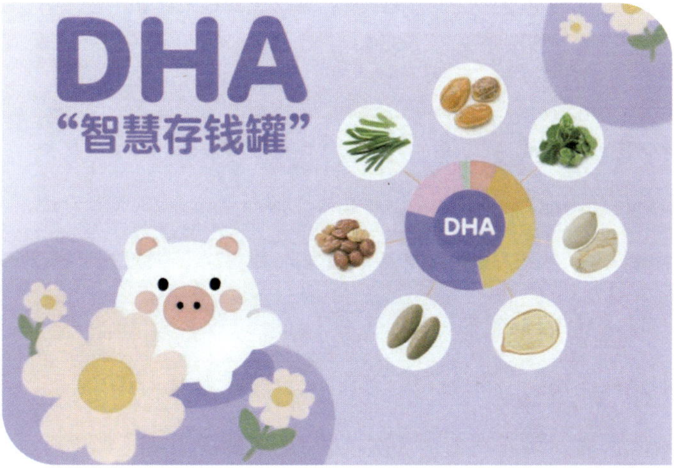

第二，DHA 能给未来的胚胎“搭好基础”。DHA 对促进早期胚胎的细胞分裂、神经系统发育很关键，备孕时提前储备，就像给种子发芽准备好肥沃的土壤，让胚胎能更顺利地发育。

第三，DHA 能调节女性身体的激素水平，让内分泌更稳定，月经和排卵更规律，间接帮身体创造一个适合怀孕的环境。

备孕期补 DHA，就是在为“好卵子”和“好胚胎”打基础，让怀孕更顺利，也为宝宝早期发育铺好路。

2. 备孕期如何科学补充 DHA？

（1）每日推荐摄入量

DHA 推荐摄入量及主要食物来源见表 4。

表 4　DHA 推荐摄入量及主要食物来源

人群	DHA 推荐摄入量 /（mg/ 天）	主要食物来源
备孕女性	200 ～ 300	深海鱼（如三文鱼）、藻类、蛋黄
备孕男性	200 ～ 300	鱼油、核桃、亚麻籽（注意转化率低）
素食者	200 ～ 300	藻油 DHA 补充剂（直接来源，无须转化）

（2）膳食与补充剂选择

①食补优先

最佳食物：每周吃 2 ～ 3 次富含 DHA 的深海鱼（如 100 g 三文鱼含 1 000 ～ 1 500 mg DHA）。

次选：蛋黄（每个蛋黄约含 40 mg DHA）、核桃（含 α－亚麻酸，但转化为 DHA 的效率仅 1% ～ 5%）。

②补充剂的选择

鱼油：选择高纯度、低 EPA 配方（备孕无须高 EPA，注意规避重金属残留风险）。

藻油：适合素食者或对鱼类过敏人群，可直接提供 DHA。

（3）关键时间点

备孕前 3 ～ 6 个月开始补充：DHA 在体内积累需要时间，提前储备可确保受孕时母体及胚胎的需求得到满足。

持续至孕期及哺乳期：胎儿脑发育高峰期在孕中晚期，须持续补充。

（4）特殊人群的调整

凝血功能异常者：须在医生指导下补充 DHA，避免与阿司匹林、华法林等同用。

过敏体质人群：对鱼类过敏者，可选择藻油 DHA 补充剂。

（5）与 EPA 的平衡

备孕期间无须刻意补充 EPA（DHA 与 EPA 的比例建议 1∶1 或更低），高 EPA 可能影响凝血功能。

（6）检测与反馈

备孕期间无须常规检测 DHA 水平，但若长期素食或鱼类摄入不足，建议通过饮食记录评估摄入量。

注意事项

避免过量摄入。如果摄入 DHA > 1 000 mg/d，可能抑制免疫功能或增加出血风险（尤其与抗凝血药物联用时，须格外注意）。

选择鱼类时警惕汞污染。避免食用旗鱼等高汞鱼类，选择小型深海鱼。

（五）总结

DHA 是备孕期不可忽视的营养素，其作用不仅限于支持未来胎儿发育，还能直接提升男女双方的生育能力。

（1）科学补充策略

优先通过饮食（以深海鱼为主）获取，素食者选择藻油 DHA 补充剂；

备孕前 3 个月开始，每日补充 200 ～ 300 mg；

避免食用汞污染的鱼类和摄入过量风险，与医生沟通个性化方案。

若存在反复流产、精子质量差或卵子成熟障碍等问题，建议联合检测 Omega-3 指数（红细胞膜中 EPA 和 DHA 的总含量指标），针对性优化营养干预方案。

给宝宝的大脑“攒黄金”这样囤

每周吃两次三文鱼 / 鳕鱼，每次 120 g。

每日服用藻油 DHA 胶囊，并搭配 3 颗核桃，即可便捷补充 DHA。

亚麻籽油拌沙拉，α－亚麻酸自动兑换成 DHA。

（2）每日打卡任务

每日任务清单与“奖励金币”见表5。

表5　每日任务清单与“奖励金币”

餐次	任务清单	奖励金币
早餐	叶酸片 + 奇异果	叶酸 ×1 + 维生素 C×1
午餐	牛肉炒彩椒 + 杂粮饭	铁 ×2 + 膳食纤维 ×1
下午茶	酸奶 + 蓝莓	钙 ×1 + 花青素 ×1
晚餐后	散步 30 分钟	维生素 D×1

连续坚持7天，解锁“高质量卵子 / 精子”成就！

紧急防亏空警报

（1）咖啡因大盗：1杯咖啡 = 偷走3 mg铁币！限量每天1杯，且与补铁间隔1小时。

（2）酒精粉碎机：喝酒1次 = 掏空叶酸存钱罐！孕前3个月必须戒酒。

（3）隐形刺客：反式脂肪（如奶茶、蛋糕）会让营养金币贬值。

备孕并非意味着自我牺牲，而是借助科学的生活方式调整，将日常饮食转化为孕育健康新生命的基石。

四、备孕期体重调整营养达标食谱

（一）备孕期每日能量需求计算

1. 估算基础代谢率（BMR）

估算基础代谢率的哈里斯－本尼迪克特公式（Harris-Benedict formula）为

女性：

BMR（kcal）=655 + [9.6 × 体重（kg）] + [1.8 × 身高（cm）] − [4.7 × 年龄（岁）]

男性：

BMR（kcal）=66 + [13.7 × 体重（kg）] + [5 × 身高（cm）] − [6.8 × 年龄（岁）]

示例：30 岁女性，体重为 55 kg，身高为 160 cm，则

BMR = 655 + 528 + 288 − 141 = 1 330 kcal

2. 根据活动量计算总能量需求

活动水平与能量消耗系数见表 6。

表 6　活动水平与能量消耗系数

活动水平	能量消耗系数	举例（BMR 为 1 330 kcal）
久坐（办公室工作）	1.2	1 330 × 1.2 = 1 596 kcal
轻度活动（每周运动 1~3 次）	1.375	1 330 × 1.375 = 1 828.75 kcal
中度活动（每周运动 3~5 次）	1.55	1 330 × 1.55 = 2 061.5 kcal
高强度活动（每日运动）	1.725	1 330 × 1.725 = 2 294.25 kcal

3. 备孕期能量调整建议

体重正常（BMI 为 18.5 ～ 23.9 kg/m^2）：维持当前能量摄入，无须额外增加。

体重过低 / 体重过高：咨询营养师进行个性化调整，避免盲目增减能量摄入。

（二）备孕期女性食谱示例

备孕期女性食谱示例见表 7 ～表 9。

表 7　1 800 kcal 能量的食谱示例

餐次	食物及质量	能量 / kcal	提供的营养
早餐	全麦面包 2 片(60 g) + 水煮蛋 1 个(50 g) + 牛奶 200 mL + 草莓 100 g	420	碳水化合物 + 蛋白质 + 钙 + 维生素 C
加餐	核桃仁 15 g + 蓝莓 50 g	120	（Omega-3）+ 抗氧化剂
午餐	糙米饭 100 g + 清蒸三文鱼 120 g + 西蓝花 150 g(焯水) + 紫菜蛋花汤（紫菜 2 g+ 鸡蛋 50 g）	550	DHA+ 碘 + 膳食纤维
加餐	无糖酸奶 150 g + 奇异果 1 个（70 g）	140	益生菌 + 维生素 C
晚餐	小米粥 1 碗（小米 30 g）+ 番茄炖牛肉（瘦牛肉 80 g + 番茄 200 g）+ 凉拌菠菜 150 g（香油 3 g）	570	铁 + 番茄红素 + 叶酸

（续表）

餐次	食物及质量	能量 / kcal	提供的营养
全天	总能量≈ 1 800 kcal 蛋白质≈ 75 g 脂肪≈ 50 g 碳水化合物≈ 220 g		

表 8　2 000 kcal 能量的食谱示例

餐次	食物及质量	能量 / kcal	提供的营养
早餐	燕麦片 50 g（煮粥）+ 水煮蛋 2 个（100 g）+ 牛油果 50 g + 橙子 1 个（150 g）	500	膳食纤维 + 健康脂肪 + 叶酸
加餐	希腊酸奶 100 g + 混合坚果 20 g	200	蛋白质 + 钙 + 锌
午餐	杂粮饭 120 g（黑米 + 藜麦）+ 香煎鸡胸肉 150 g + 芦笋炒蘑菇（芦笋 100 g + 口蘑 50 g）+ 海带豆腐汤（海带 10 g + 嫩豆腐 50 g）	650	优质蛋白质 + 碘 + 维生素 D
加餐	蒸红薯 100 g + 无糖豆浆 200 mL	150	慢碳 + 植物蛋白质
晚餐	荞麦面 80 g（生重）+ 虾仁炒时蔬（虾仁 100 g + 胡萝卜 50 g + 荷兰豆 100 g）+ 凉拌芝麻菜 100 g（橄榄油 5 g）	500	碳水化合物 + 维生素 A+ 铁
全天	总热量≈ 2 000 kcal 蛋白质≈ 90 g 脂肪≈ 60 g 碳水化合物≈ 250 g		

表 9　2 200 kcal 能量的食谱示例

餐次	食物及质量	能量 / kcal	提供的营养
早餐	全麦三明治（全麦面包 2 片 + 煎蛋 1 个 + 生菜 30 g + 奶酪 20 g）+ 香蕉 1 根（120 g）+ 牛奶 250 mL	600	钙 + 钾 + 复合碳水化合物
加餐	煮玉米 1 根（200 g）+ 水煮毛豆 50 g	200	膳食纤维 + 植物蛋白质
午餐	黑米饭 150 g + 红烧鲈鱼 200 g（带骨）+ 清炒芥蓝 200 g + 番茄鸡蛋汤（番茄 100 g + 鸡蛋 50 g）	700	DHA+ 维生素 K+ 番茄红素
加餐	能量棒 1 根（约 30 g，无添加糖）+ 苹果 1 个（150 g）	150	便携能量 + 果胶
晚餐	南瓜糙米饭 120 g + 羊肉炖萝卜（羊肉 100 g + 白萝卜 150 g）+ 蒜蓉空心菜 200 g（植物油 5 g）	550	铁 +（β－胡萝卜素）+ 维生素 B_{12}
全天	总热量≈ 2 200 kcal 蛋白质≈ 95 g 脂肪≈ 70 g 碳水化合物≈ 280 g		

（三）食物质量估算方法（无秤版）

食物质量估算方法示例见表 10。

表 10　食物质量估算方法示例

食物类别	估算方法	示例
主食	1 拳头≈熟米饭 100 g/生米 30 g	1 碗米饭≈ 150 ～ 200 g（普通饭碗）
蛋白质	1 手掌心≈瘦肉 / 鱼 50 g	1 个鸡蛋≈ 50 g
蔬菜	1 捧≈生菜叶 100 g	1 盘炒青菜≈ 200 g
水果	1 个中等大小的苹果≈ 150 g	1 根香蕉≈ 120 g
坚果	1 小把≈ 15 g（约 10 颗杏仁）	1 汤匙花生酱≈ 15 g

（四）备孕期饮食关键原则

营养密度优先：选择深绿色叶菜、全谷物、深海鱼、豆类等高营养食物。

分餐制：每日 4 ～ 5 餐，避免暴饮暴食，有助于稳定血糖水平。

控糖限加工食品：精制糖每日摄入量控制在 25 g 以内。减少反式脂肪（如糕点、油炸食品）摄入。

补水：每日饮水量保持在 1 500 ～ 2 000 mL（不包括汤、牛奶等）。

（五）核心补充与替代建议

叶酸强化：即使食谱中含深绿色叶菜，仍须额外补充叶酸片（400～800 μg/天）。

碘盐选择：每日食用加碘盐 5 g（约 1 茶匙），避免使用无碘盐。

过敏替代：若对鱼类过敏，可食用亚麻籽油（5 mL/天）+藻类 DHA 补充剂。

备孕期饮食须个性化设计，建议结合自身活动量、体重及体检指标调整。可借助手机 App 记录饮食，确保营养均衡，为健康妊娠奠定基础。

打卡手账

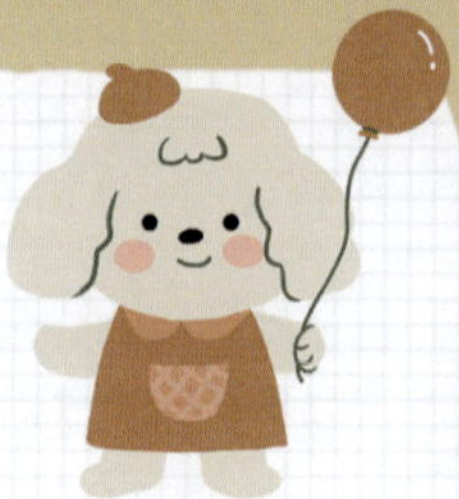

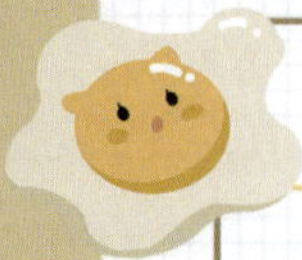

第二章

孕前运动基础打造：建立规律运动习惯的科学指南

孕前规律运动不仅能提升身体素质、优化激素平衡，还能降低孕期并发症风险（如妊娠糖尿病、子痫前期），为健康妊娠奠定坚实基础。以下是备孕期运动的科学策略及推荐项目详解。

一、建立规律运动习惯

（一）备孕期规律运动的核心价值

调节生殖激素：适度运动可平衡雌激素、孕酮水平，改善卵巢血流，提升卵子质量。研究显示，每周 3 次有氧运动可提高排卵规律性，同时可降低胰岛素抵抗指数，这对多囊卵巢综合征患者尤为重要。

增强心肺功能：能提高血氧含量，促进子宫内膜容受性，降低流产风险。

控制体重：使 BMI 维持在 18.5 ～ 23.9 kg/m^2。肥胖（BMI ≥ 28 kg/m^2）会使不孕风险增加 2 ～ 3 倍。

缓解压力：运动能降低体内皮质醇水平，改善焦虑、抑郁情绪，提升备孕成功率。

（二）备孕期推荐运动及执行方案

1. 游泳——低冲击全身运动

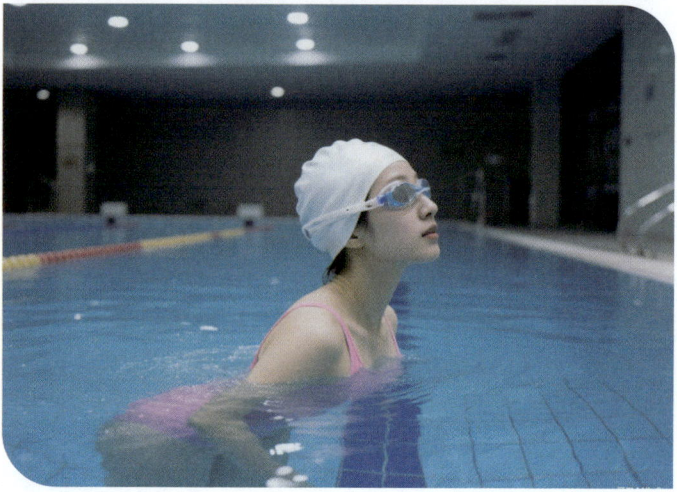

（1）核心优势

水的浮力可减轻关节压力，适合超重或关节敏感人群。

增强心肺功能，促进盆底肌群血液循环，同时可预防孕期静脉曲张。

（2）执行方案

频率：每周 2 ～ 3 次，每次 30 ～ 45 分钟。

强度：中等强度［心率维持在最大心率的 60% ～ 70%，心率计算公式为（220 —年龄）× 60% ～（220 —年龄）× 70%］。

（3）推荐动作：蛙泳（强化盆底肌）、自由泳（提升肩背力量）。

注意事项

避免空腹游泳，防止低血糖；游泳后及时补充电解质。

避免冷水泳池，可选择恒温泳池。

2. 瑜伽——身心整合训练

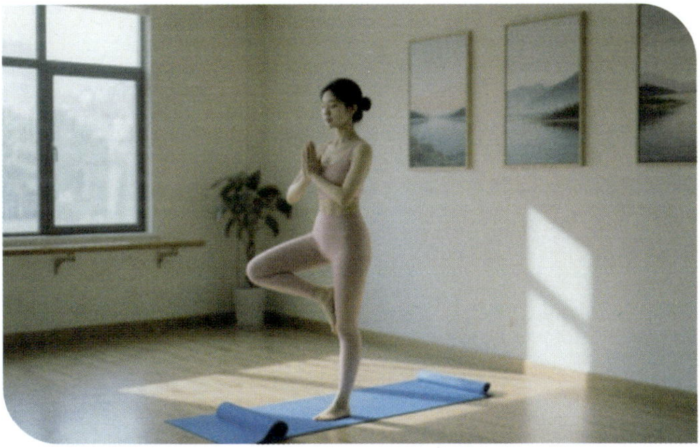

（1）核心优势

增强核心肌群稳定性，为孕期腹部承重做准备。

通过腹式呼吸等呼吸法调节自主神经，降低压力激素（皮质醇）水平。

（2）执行方案

频率：每周 3 ～ 4 次，每次 45 ～ 60 分钟。

推荐流派：哈他瑜伽（基础体式）、孕前修复瑜伽（针对性强化盆底肌）。

（3）备孕专属体式及功效

猫牛式：灵活脊柱，缓解腰背紧张。

蝴蝶式：打开髋关节，促进盆腔血液循环。

桥式：强化臀肌及盆底肌，预防孕期尿失禁。

注意事项

避免高温瑜伽（体温过高不利于卵子健康）。

倒立体式（如肩倒立）须在专业教练指导下进行。

3. 抗阻训练——力量储备关键

（1）核心优势

增加肌肉量，提升基础代谢率，帮助控糖和体重管理。

强化骨骼密度，降低孕期腰背疼痛的发生风险。

（2）执行方案

频率：每周 2 ～ 3 次，每次 30 分钟，与有氧运动间隔进行。

训练工具：哑铃、弹力带或自重。

重量选择：以完成动作不借力、无疼痛为准（建议从 1 ～ 2 kg 哑铃开始）。

（3）推荐动作及训练量

深蹲（强化下肢及核心）：每组 12 ～ 15 次，共 3 组。

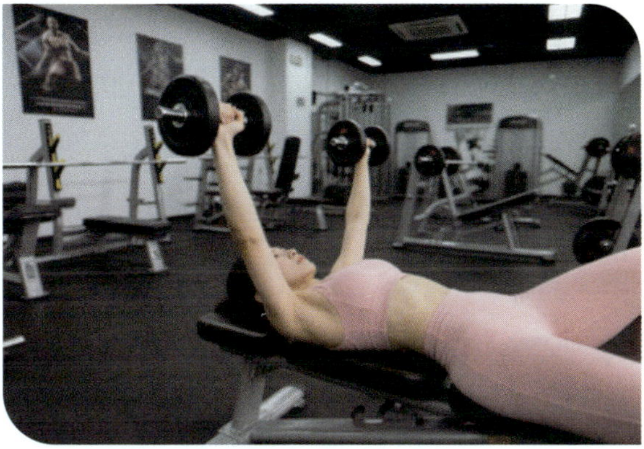

哑铃推举（增强上肢力量）：每组 10 ～ 12 次，共 3 组。

平板支撑（提升核心稳定性）：每组 30 秒～ 1 分钟，共 3 组。

弹力带臀桥（强化臀肌和盆底肌）：每组 15 ～ 20 次，共 3 组。

注意事项

避免最大重量训练（如 1RM 极限重量），以防腹腔压力骤增。

训练后及时补充蛋白质（如鸡蛋、希腊酸奶），促进肌肉修复。

（三）建立规律运动习惯的实操策略

1. 循序渐进，避免激进

（1）初始阶段（第 1 ～ 2 周）

每周运动 3 天，每次 20 ～ 30 分钟低强度运动（如快走、温和瑜伽）。

目标：适应运动节奏，减少肌肉酸痛。

（2）进阶阶段（第 3 ～ 8 周）

增加至每周 4 ～ 5 天，结合有氧运动 + 抗阻训练 + 柔韧训练。

目标：逐步提升至中等强度运动（表现为微出汗，可正常说话但无法唱歌）。

2. 制订个性化计划

（1）时间管理

晨练：空腹有氧运动（如快走），可提升脂肪代谢率。

晚间：瑜伽或抗阻训练有助于缓解压力。

（2）记录与反馈

使用运动 App 记录时长、心率及主观感受。

每月评估体能变化（如平板支撑时间延长、静息心率下降）。

3. 预防运动损伤

（1）热身与放松

运动前动态拉伸（如高抬腿、侧弓步）5 ～ 10 分钟。

运动后静态拉伸（如大腿后侧拉伸），并配合泡沫轴放松。

（2）护具使用

膝关节敏感者：游泳或用椭圆机训练替代跑步，必要时佩戴髌骨带。

抗阻训练：使用护腕、腰带保护关节。

（四）运动禁忌与特殊人群调整

1. 暂停运动的情况

阴道异常出血、严重贫血、未控制的高血压。

确诊卵巢过度刺激综合征（OHSS）或卵巢囊肿直径＞5 cm。

2. 特殊人群调整

多囊卵巢综合征患者：以有氧运动为主（如每周5次快走，每次30分钟），配合抗阻训练改善胰岛素敏感性。

复发性流产史人群：避免高强度间歇训练（HIIT），选择温和瑜伽或游泳等运动。

（五）男性备孕运动建议

推荐项目：有氧运动（如跑步、骑行）结合抗阻训练，有助于提升睾酮水平及精子质量。

关键作用：研究显示，每周5次中等强度运动可降低精子DNA碎片率20%～30%。

（六）总结

1. 备孕期运动的核心目标

功能性强化：提升心肺功能、肌力及柔韧性，为适应孕期身体变化奠定基础。

代谢优化：平衡激素水平，改善卵子及精子质量。

心理准备：通过规律运动培养自律性，增强孕期健康管理信心。

2. 行动建议

孕前 3 ～ 6 个月开始规律运动，逐步建立“运动生物钟”。

结合体检报告（如 BMI、激素水平）调整运动强度，必要时咨询运动医学专家。

夫妻共同参与，一起运动（如周末骑行、双人瑜伽），提升备孕积极性。

坚持科学运动的同时，配合均衡营养与规律作息，为健康妊娠提供全面保障。

二、备孕期核心肌群强化训练

（一）训练动作

核心肌群（腹部、腰背、盆底肌）是身体的“能量中枢”。备孕期强化核心肌群不仅能改善体态、缓解腰酸背痛，还能为孕期腹部承重和分娩用力打下基础。以下 6 个安全高效的动作，助你轻松练出“好孕核心”！

1. 动作 1：死虫式

（1）目标：深层腹横肌激活 + 骨盆稳定。

（2）备孕加成：预防孕期腹直肌分离，缓解腰酸。

（3）步骤

仰卧，双臂伸直指向天花板，双腿屈膝抬起（大腿垂直地面，小腿平行地面）。

吸气，缓慢将左腿伸直下放（离地面约 15 cm），同时右臂向后伸展（贴耳）。

呼气，收回四肢至起始位置，换对侧重复动作。

（4）组数：每侧 10 次 × 3 组。

（5）关键：下背部始终贴地面，想象肚脐向脊柱方向收紧。

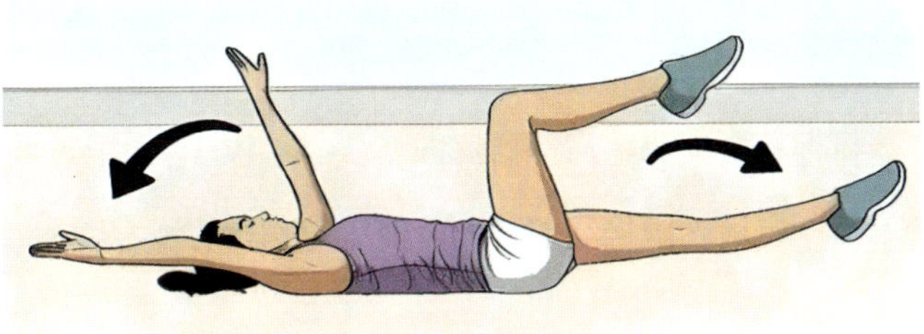

2. 动作 2：鸟狗式

（1）目标：腰背肌群 + 臀部平衡控制。

（2）备孕加成：增强脊柱稳定性，改善骨盆前倾。

（3）步骤

四足跪姿，双手位于肩正下方，双膝在髋正下方，背部平直。

吸气，同时伸直左臂和右腿（与地面平行）。

呼气，左臂弯曲、右腿收回，手肘触碰对侧膝盖，还原至四足跪姿，换对侧重复动作。

（4）组数：每侧 8 ～ 12 次 × 3 组。

（5）关键：全程收紧腹部核心，避免塌腰或臀部晃动。

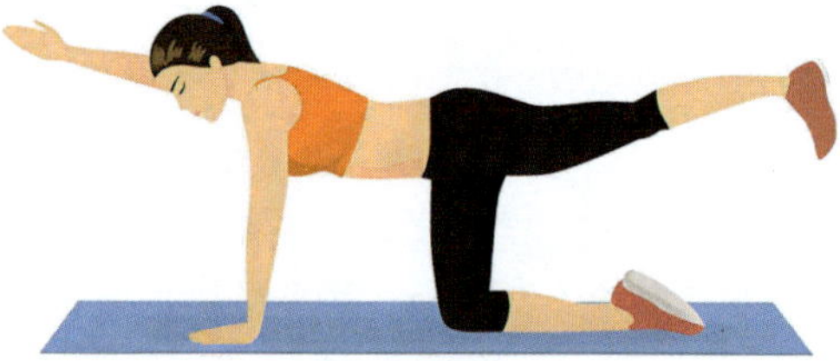

3. 动作 3：侧桥

（1）目标：腹斜肌 + 肩部稳定性。

（2）备孕加成：减轻孕期腰部两侧压力，预防妊娠纹。

（3）步骤

侧卧，手掌撑地，双腿并拢。

呼气，抬起髋部，身体成一条直线，上方手臂可叉腰或伸向天花板。

保持 15 ～ 30 秒，换对侧重复动作。

（4）组数：每侧保持 15 ～ 30 秒 × 3 组。

（5）关键：臀部向前顶，想象腰侧夹住一张纸，不让其掉落。

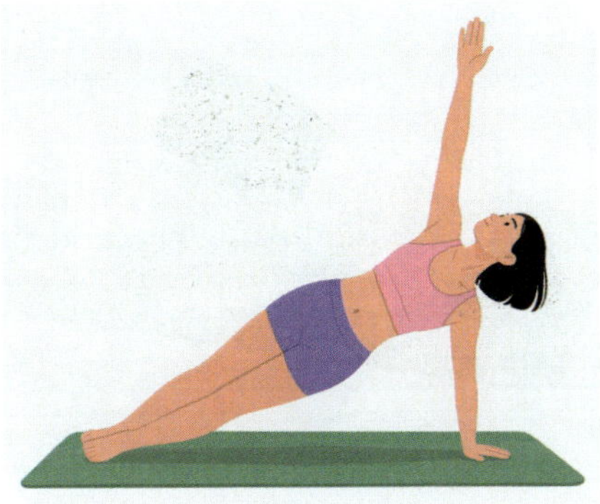

4. 动作 4：臀桥

（1）目标：提升臀部收缩力量 + 增强下背部核心支撑力 + 增强盆底肌。

（2）备孕加成：强化盆底肌张力，预防孕期尿失禁。

（3）步骤

仰卧屈膝，双脚平踩地面（与髋同宽），双臂放于体侧。

呼气，收紧臀部抬起髋部（肩至膝成直线），顶峰收缩 1 秒。

吸气，缓慢下落（髋部不触地），重复动作。

（4）组数：15 次 × 3 组。

（5）关键：用臀部发力，而非腰部。

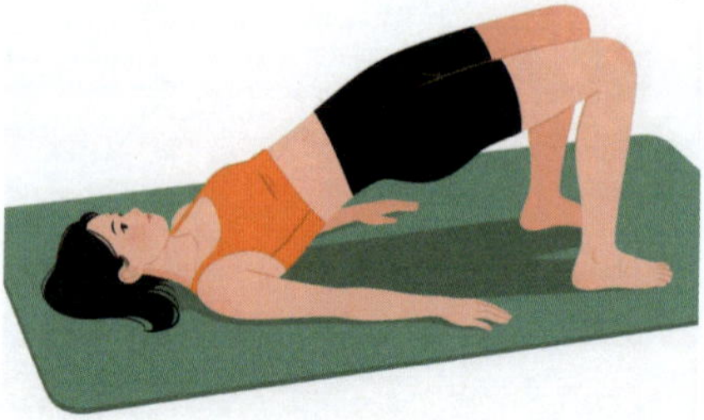

5. 动作 5：跪姿平板支撑

（1）目标：整体核心肌群 + 肩部耐力。

（2）备孕加成：增强腹部深层肌群，减轻孕期腹压。

（3）步骤。

双膝跪地，手肘撑地（肘部垂直于肩部正下方），收紧核心。

身体从头到膝成直线，保持自然呼吸，避免塌腰或撅臀。

静态动作保持 30 ～ 60 秒。

（4）组数：保持 30 ～ 60 秒 × 3 组。

（5）关键：双膝跪地，前臂支撑，身体成直线。

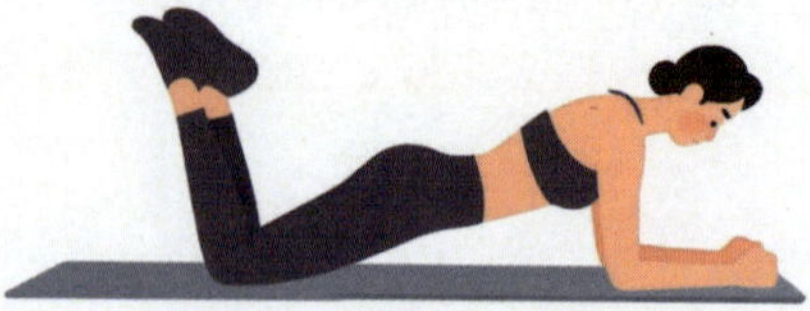

6. 动作 6：猫牛式

（1）目标：脊柱灵活性 + 呼吸协调。

（2）备孕加成：缓解久坐腰背僵硬，调节交感神经。

（3）步骤

四足跪姿，双手、双膝与肩、髋同宽。

吸气，抬头塌腰，尾骨指向天花板。

呼气，低头拱背，下巴找锁骨。

（4）组数：10 ～ 15 次呼吸 × 3 组。

（5）关键：动作配合呼吸，像猫一样慵懒伸展。

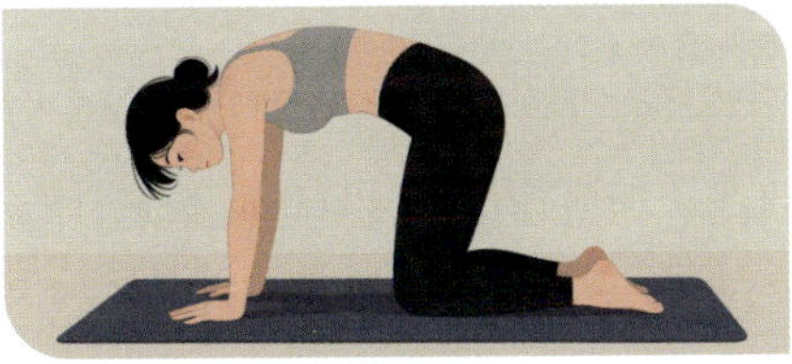

（二）备孕期核心训练计划

备孕期核心训练计划见表 11。

表 11　备孕期核心训练计划

频率	训练组合	强度
每周 3~4 次	死虫式 + 鸟狗式 + 侧桥	每个动作 3 组，组间休息 30 秒

（续表）

频率	训练组合	强度
每周 2~3 次	臀桥 + 跪姿平板支撑 + 猫牛式	静态动作保持 30~60 秒以上

注意事项

呼吸原则：发力时呼气，还原时吸气，避免憋气。

疼痛信号：出现腰痛立即停止，检查动作模式。

经期调整：避免倒立或腹部加压动作，以猫牛式、臀桥为主。

进阶技巧：跪姿平板支撑时可抬腿、臀桥单腿伸展，以增加难度。

坚持进行 4 ～ 8 周的针对性训练，可增强核心与臀部肌群力量，有助于在抱婴幼儿时减轻腰部负担，提高日常行走的稳定性与效率，同时对提升身体机能、为备孕储备良好体能状态具有积极意义。

打卡手账

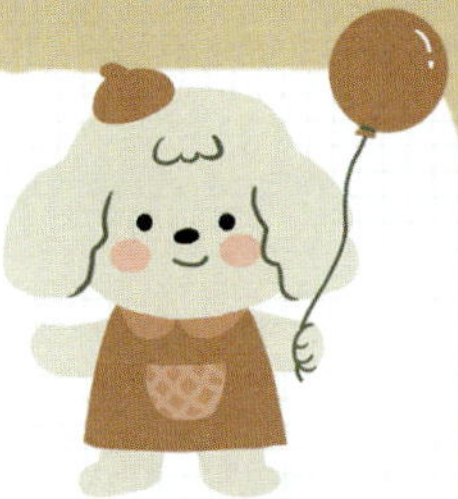

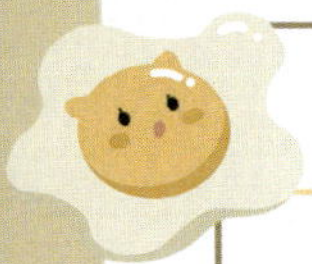

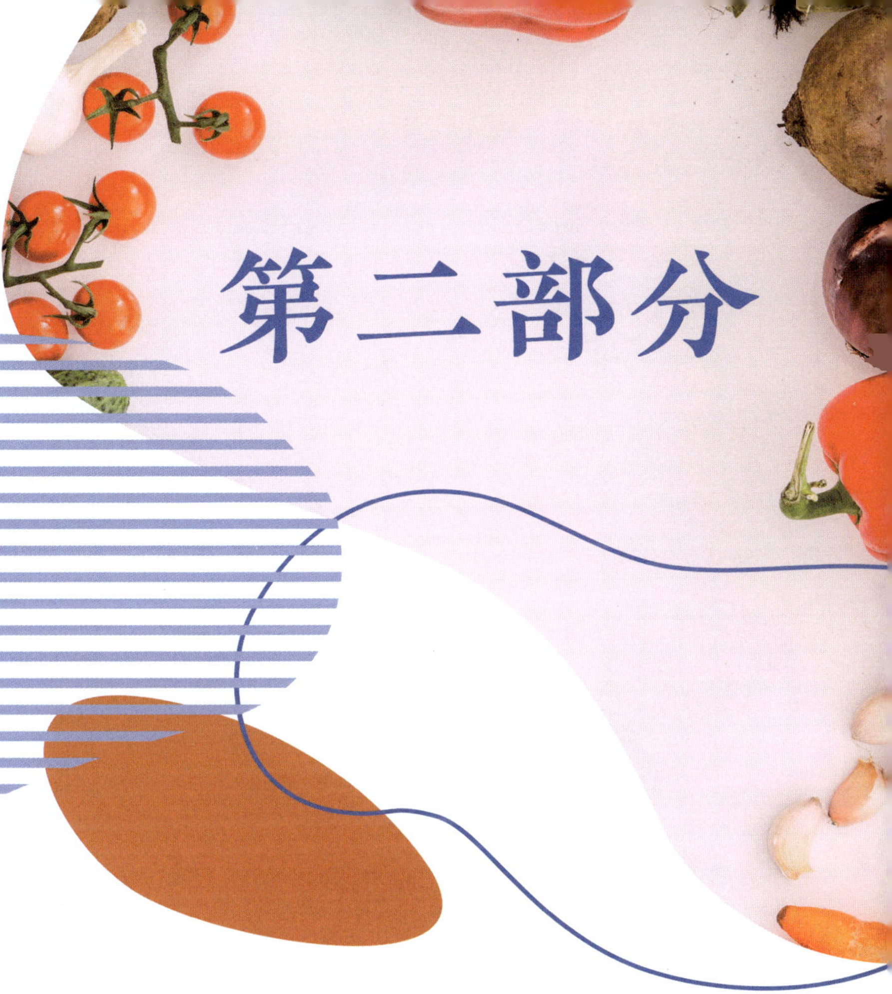

第二部分

孕期闯关记：40 周吃动平衡大作战

欢迎开启人生新篇章：怀孕的奇妙旅程！

怀孕是一场充满惊喜与挑战的生命之旅，它不仅意味着新生命的孕育，还是一场身体与心灵的深度对话。在这趟旅程中，你的身体将经历前所未有的变化，而学会与这些变化共处、科学管理体重，正是为自己和宝宝创造健康未来的基石。

体重不是敌人，而是宝宝健康成长的“晴雨表”；

运动不适不是负担，而是母子共同努力的“勋章”。

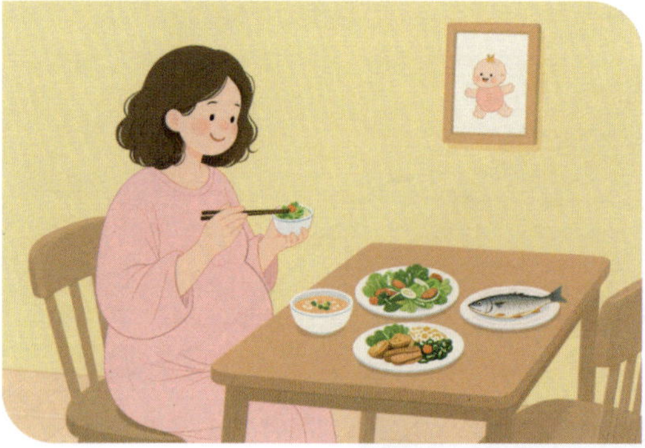

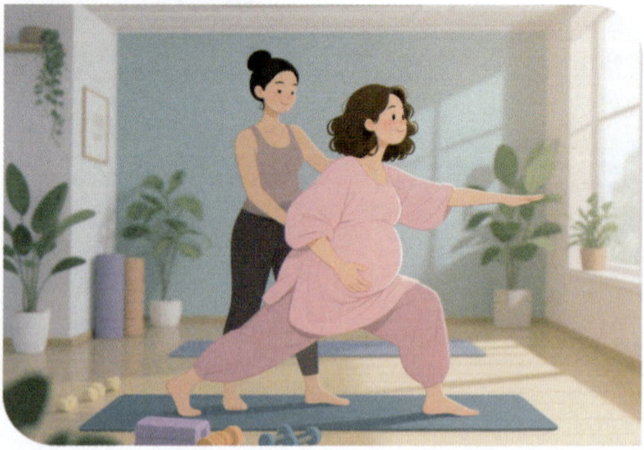

第三章

孕期体重增长科学标准

一、单胎／双胎不同增重曲线

孕期体重增长是胎儿健康发育的重要指标，但单胎与双胎的增重需求存在显著差异。科学管理体重不仅能降低妊娠并发症风险，还能为宝宝提供更好的生长环境。本章将为大家介绍单胎和双胎宝妈增加体重的合理范围。

（一）单胎篇："一人吃两人补"？小心别补错！

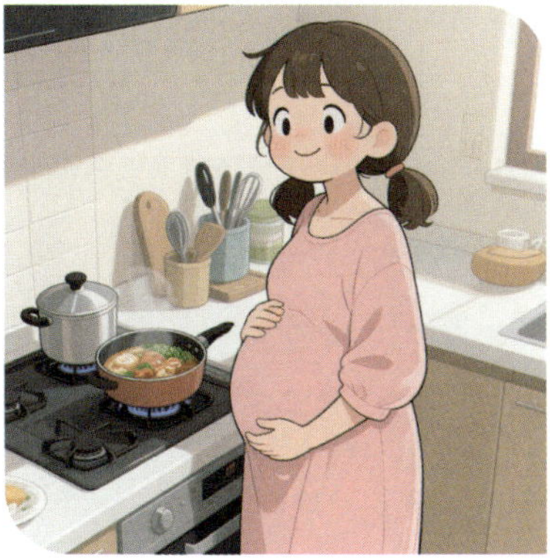

单胎妈妈增重目标见表 12。

表 12　增重目标（单胎）

孕前体形	总增重范围 / kg	每周增重量 /kg	饮食口诀
小番茄星人	12.5 ~ 18	0.45 ~ 0.59	加量加营养，主食蛋白不能少
牛油果战士	11.5 ~ 16	0.36 ~ 0.45	均衡搭配，少油少糖刚刚好
南瓜博士	6.8 ~ 11.3	0.23 ~ 0.32	控糖控碳水，优质蛋白往上堆
企鹅指挥官	5 ~ 9.1	0.18 ~ 0.27	精挑细选吃，蔬菜粗粮是首选

孕期增重小剧场

（1）孕早期（1 ~ 12 周）

宝宝："妈妈，我只有葡萄大，别狂吃啦！吃多的营养都长在你身上啦！"

建议：增重 0.5 ~ 2 kg，孕吐严重可以吃苏打饼干 + 柠檬水。

（2）孕中晚期（13 ~ 40 周）

宝宝："我要长脑子、长骨头啦！快给我蛋白质和钙！"

建议：每周称重 1 次，超重宝妈把白米饭换成杂粮饭。

（二）双胎篇：“双倍幸福，双倍管理”！

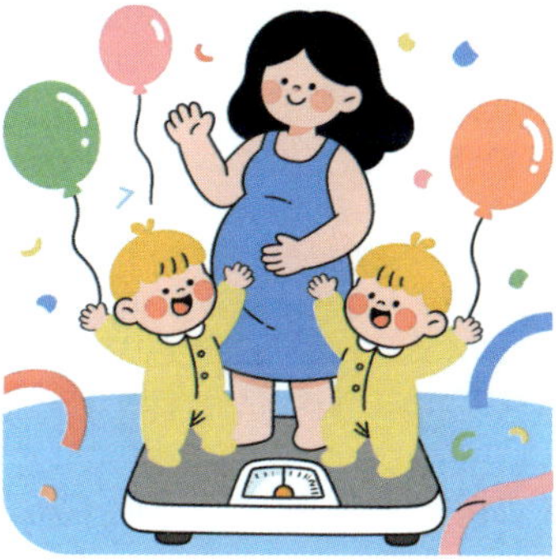

1. 双胎妈妈增重目标见表 13。

表 13　增重目标（双胎）

孕前体形	总增重范围 /kg	每周增重量 /kg	饮食口诀
小番茄星人 / 牛油果战士	17～25	0.68	干饭人上线，牛奶鸡蛋管够
南瓜博士	14～23	0.45～0.68	优质脂肪安排，炸鸡拜拜
企鹅指挥官	11～19	0.36～0.59	少食多餐 6 顿走，蔬菜蛋白必须有

2. 双胎妈妈专属小贴士

（1）营养加倍≠热量翻倍

双胎妊娠确实需要更多的营养，但很多人可能误以为需要吃两倍量的食物，这样容易导致体重增长过快，增加妊娠并发症的风险。实际上，双胎妈妈每日只需比单胎妈妈多摄入 300 ～ 500 kcal 热量。

这是因为虽然胎儿数量增加，但母体的代谢率并不会线性增长。关键营养素的补充是关键。双胎妈妈需要更多的蛋白质、叶酸、铁、钙、DHA 等。例如，蛋白质每天需要额外增加 25 g，叶酸、铁和钙的需求量也显著增加。

双胎妈妈每日热量总摄入 2 300 ～ 2 500 kcal，仅比单胎妈妈多加 300 ～ 500 kcal，相当于多 1 碗米饭或 1 杯牛奶 +1 个鸡蛋。

关键营养素如何“精准加倍”？不是所有营养都要 ×2！重点补充营养素见表 14。

表 14　营养素摄入量及补充建议

营养素	日常推荐摄入量	增加后摄入量	食物来源	补充建议
蛋白质	70～80 g/天	95～105 g/天	鸡蛋、三文鱼、豆腐、希腊酸奶	每餐加 1 掌心量的蛋白质食物（如午餐多 1 块鸡胸肉）
叶酸	600 μg/天	1 000 μg/天	菠菜、西蓝花、强化谷物	孕早期开始补充活性叶酸片（需医生指导）
铁	27 mg/天	30～35 mg/天	牛肉、鸭血、黑木耳、水果（含维生素 C）	分次服用铁剂（餐间配橙汁）
钙	1 000 mg/天	1 200～1 500 mg/天	牛奶、奶酪、芝麻酱、芥蓝	早、晚各 1 杯牛奶 + 钙片（柠檬酸钙更易吸收）

（续表）

营养素	日常推荐摄入量	增加后摄入量	食物来源	补充建议
DHA	200 mg/天	300～400 mg/天	三文鱼、藻油 DHA 补充剂、核桃	每周吃2次深海鱼，或选择DHA补充剂

（2）防早产重点

多吃深海鱼（补 DHA）、菠菜（补叶酸），少爬楼梯，多侧卧。

双胎妊娠因子宫过度膨胀、胎盘功能负荷加重等因素，早产风险显著高于单胎妊娠。双胎妊娠防早产须多维度干预。

营养层面：DHA 与叶酸协同优化胎盘功能，减少炎症及氧化应激；DHA 属于 ω-3 多不饱和脂肪酸，可抑制促炎因子（如 TNF-α、IL-6）的释放，降低宫内感染或慢性炎症引发的早产风险。DHA 还参与胎盘血管生成，增强胎盘供氧能力，减少因缺氧导致的宫缩。叶酸参与 DNA 甲基化修饰，影响胎盘滋养层细胞分化。叶酸不足可能导致胎盘浅着床、侵袭不足，引发胎盘功能不全及早产。

行为层面：减少机械压力，改善子宫血流；爬楼梯时身体前倾会增加腹压，直接压迫宫颈，可能诱发假性宫缩。双胎妊娠宫颈更短，敏感度更高。建议选择散步、孕妇瑜伽等运动，避免久坐或突然体位变化。左侧卧位可减轻妊娠子宫对下腔静脉的压迫，增加回心血量，提升胎盘血氧供应。

（3）体重监控

医生面诊频率为每2周1次，通过B超观察宝宝是否“抢营养”。

在双胎妊娠中，体重监控和胎儿营养分配是管理早产、胎儿生长受限及并发症（如双胎输血综合征）的核心环节。双胎共用胎盘（尤其是单绒毛膜双胎），可能因胎盘血管分布不均导致“营养争夺”，表现为一个胎儿营养过剩（大胎），另一个胎儿营养不足（小胎）。因此，规律进行产检很重要，早期发现胎盘血流异常，为干预争取时间窗口。

二、体重管理核心原则

1. 计算孕前BMI

公式：BMI = 体重（kg）÷ 身高^2（m^2），根据结果选择增重区间。

2. 定期监测体重

孕早期每月监测1次，孕中晚期每周监测1次，使用同一台秤，并记录。

3. 分阶段营养调整

低BMI孕妇：增加高蛋白质、全谷物和健康脂肪（如坚果、深海鱼）的摄入。

高 BMI 孕妇：控制精制糖和饱和脂肪的摄入，选择低升糖指数食物。

4. 运动辅助

每天进行 30 分钟中等强度运动（如散步、游泳、孕妇瑜伽），避免跳跃和高风险运动。

发现这些情况，快找医生！

单胎妈妈每周增重超过 1 kg，小心水肿或妊娠高血压！

双胎妈妈连续 2 周不增重，宝宝可能在“饿肚子”！

孕期体重突然暴跌，可能是孕吐引发脱水导致，注意补充电解质！

打卡手账

第四章

孕早期（1~12 周）管理

一、孕早期：身体在悄悄发生变化

孕早期（1 ～ 12 周）是胚胎发育的黄金期，母体与胎儿都在经历翻天覆地的变化。

（一）母体变化：身体在悄悄“搞装修”

怀孕后，母体如同进入一场“装修工程”，从内到外发生一系列适应性改变，只为给胎儿打造安全的生长环境。这些变化既带来奇妙体验，又伴随挑战，以下是孕早期（1 ～ 12 周）母体变化的详细解析。

1. 激素

（1）人绒毛膜促性腺激素（hCG）：妊娠的“启动信号”

作用：刺激黄体持续分泌孕酮，维持子宫内膜稳定，防止流产。

表现：孕 4 周血 hCG 可达 100 ～ 1 000 mIU/mL，孕 6 ～ 8 周血 hCG 达峰值（10 万～ 20 万 mIU/mL），引发早孕反应（如恶心）。尿妊娠试纸阳性（孕 4 周后可测出）。

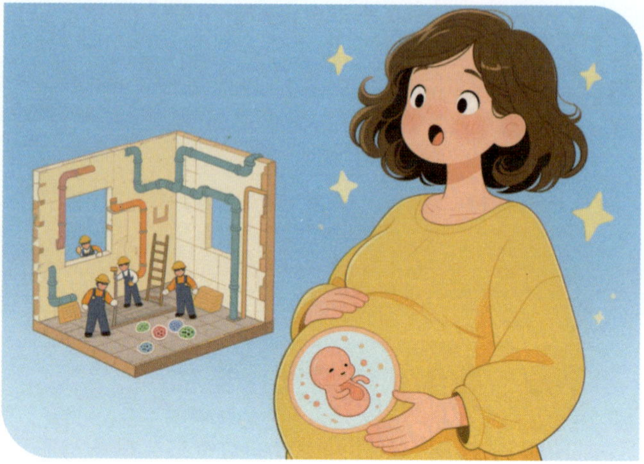

注意事项

若 hCG 翻倍异常（如孕 6 周后增速放缓），须警惕胚胎停育。

（2）孕酮：子宫的“保护罩”

作用：使宫颈黏液变稠，阻止病原体进入；抑制子宫平滑肌收缩，维持妊娠。

表现：孕酮水平 > 20 ng/mL 通常为安全范围，若孕酮水平 < 15 ng/mL，需要补充黄体酮。

副作用：部分孕妇因孕酮敏感出现头晕、嗜睡现象。

2. 生殖系统

（1）子宫：从“拳头”到“小西瓜”的初步扩建

孕早期变化：孕 6 周子宫增大如鸡蛋大小，孕 12 周达鹅蛋大小

（耻骨联合上方 2 ～ 3 横指部位可摸到）。肌层增厚，血流量增加 20% ～ 30%，为胎盘供血做准备。

不适：腹胀感（类似经前盆腔充血），易与便秘混淆。

（2）阴道与宫颈：防御升级

阴道黏膜充血：颜色加深 [呈紫蓝色，称查多克（Chadwick）征]，分泌物增多（须警惕感染）。

宫颈黏液栓：形成胶冻状保护膜，阻挡细菌入侵。

3. 代谢系统

（1）基础代谢率升高

原因：胎儿发育 + 母体器官适应，孕早期代谢率增加 10% ～ 15%。

表现：怕冷（多因甲状腺激素代偿性升高所致），须比孕前多摄入热量 100 ～ 200 kcal/ 天。

（2）胰岛素抵抗初现

机制：孕激素抑制胰岛素敏感性，孕 12 周后更明显。

风险：空腹血糖可能处于偏低水平，餐后易出现低血糖反应（如头晕、手抖）。

4. 心血管系统

（1）血容量扩容

孕 6 周起血容量开始增加，孕 32 ～ 34 周达高峰。

表现：心率加快（静息心率增加 10 ～ 15 次 / 分钟）；部分孕妇出现“仰卧位低血压”（孕 12 周后须避免仰卧）。

（2）血液高凝状态

原因：纤维蛋白原增加，凝血因子活性升高（预防分娩时出血）。

风险：下肢深静脉血栓风险增高，避免久坐久站。

5. 皮肤与毛发

（1）皮肤色素沉着

原因：雌激素、孕酮促进黑色素细胞活性。

表现：乳晕、外阴颜色加深；腹中线（白线）加深成“黑线”；面颊出现黄褐斑（产后多可消退）。

（2）毛发与指甲加速生长

机制：雌激素延长毛囊生长期，头发更浓密，指甲生长加速但质地变脆。

建议：修剪指甲，避免过长（减少抓挠不适）。

6. 消化系统

（1）胃肠蠕动减慢

原因：孕酮松弛平滑肌，导致胃排空延迟。

表现：晨起恶心（孕 6 ～ 8 周症状较明显，12 周后缓解）；便秘（发生率约 30%）。

对策：少食多餐（如每日 5～6 顿）；增加膳食纤维（如燕麦、火龙果），搭配益生菌（如无糖酸奶）。

（2）食欲改变

异食癖：少数孕妇会特别想吃冰、泥土这类特殊东西（可能因缺铁引起，须查血常规）。

嗅觉敏感：油烟味、香水味易诱发呕吐。

7. 情绪波动

（1）激素“过山车”

雌激素与孕酮水平波动：影响血清素水平，导致情绪像“过山车”。

皮质醇：压力激素升高，对负面刺激更敏感。

（2）心理适应期

常见反应：焦虑（担心胎儿健康）、欣快感（母性本能）。

建议：与伴侣共同参加孕妇课程；避免过度接触负面信息（如流产案例）。

8. 其他容易被忽视的变化

（1）乳房：为哺乳做准备

孕 6 周起，乳头乳晕变黑，蒙氏结节凸起（泌乳导管增生）。建议选择无钢圈、软质内衣，减少摩擦。

（2）尿频：膀胱的“抗议”

孕 12 周后子宫出盆腔，对膀胱压迫减轻，尿频缓解，但妊娠晚期尿频会再次加重。

（3）口气变化：口腔微环境的悄然改变

口腔菌群改变+胃酸反流，易出现口臭（建议用孕妇专用漱口水）。

9. 孕期母体系统变化及应对技巧

孕期母体系统变化及应对技巧见表 15。

表 15　孕期母体系统变化及应对技巧

系统变化	具体表现	科学解释	应对技巧
激素风暴	恶心呕吐、乳房胀痛、情绪波动	hCG 飙升，刺激呕吐中枢	晨起吃苏打饼干，穿无钢圈内衣，记录情绪日记
代谢升级	体温升高 0.3~0.5℃、易疲劳嗜睡	孕酮水平升高，基础代谢率提升	每天午睡20分钟，避免泡热水澡
血流重组	尿频、轻微头晕、牙龈出血	血容量增加，肾脏过滤加快，子宫压迫膀胱	白天多喝水，睡前2小时限水，用软毛牙刷刷牙
子宫变形记	腹部轻微紧绷感（多数无显怀）	子宫从鸡蛋大小膨胀到拳头大，肌纤维拉伸	避免穿紧身裤，侧卧时膝盖夹枕头缓解张力

注意事项

孕早期是“致畸敏感期”，须严格远离烟酒、染发剂、装修污染物等；

若出现持续腹痛（尤其单侧）、阴道出血量大于月经量，须立即就医（警惕宫外孕、流产）。

（二）胎儿发育：从“细胞团”到“小人形”的奇迹

孕早期（1 ～ 12 周）是胎儿从单细胞受精卵发育为初具人形的胎儿的关键阶段。这一过程充满生物学奇迹，但也伴随严格的时间窗口和医学关注点。

1. 孕 1 ～ 2 周：受精卵形成与着床（“细胞团”的悄然扎根）

（1）受精与卵裂（第 1 ～ 3 天）

受精：精子穿透卵子形成受精卵（合子），染色体结合为 46 条（23 对），性别基因（XX 或 XY）就此锁定。

卵裂：受精卵在输卵管内经历 3 次分裂，形成 8 细胞胚泡（约第 3 天）。

关键机制：胚胎基因组（合子基因）在第 4 天启动，开始调控后续发育。

（2）着床（第 6 ～ 7 天）

定位：胚泡迁移至子宫腔，选择合适位置着床（通常为子宫体部）。

侵入：滋养层细胞分泌酶溶解子宫内膜，开始建立早期母胎循环。

医学关注点：异位妊娠（如输卵管着床）须在孕 6 周前通过超声排查；着床出血（点滴状）须与月经鉴别。

营养与保护：孕前 3 个月至孕早期补充叶酸 400 ～ 800 μg/ 天，预防神经管缺陷。

注意事项

严格远离酒精、染发剂、辐射等致畸物。

2. 孕 3 ～ 8 周：胚胎器官分化（从芝麻大小到芸豆大小的极速构建）

孕 5 周胚胎长为 1 ～ 2 mm（芝麻大小），孕 8 周胚胎长为 1.6 ～ 2.5 cm（芸豆大小）。

（1）三胚层形成（第 3 周）

外胚层（神经系统、皮肤、毛发）、中胚层（肌肉、骨骼、心脏、肾脏）、内胚层（消化系统、肺脏、肝脏）形成。

此阶段为致畸敏感期，若接触病毒（如风疹）、酒精或药物，易导致器官畸形。

（2）心脏与循环系统形成（第 4 ～ 6 周）

心脏形成：心管在第 6 周开始跳动（频率约为 65 次 / 分钟），逐渐形成四腔室。

血管网络形成：胚胎早期血循环系统形成，并与胎盘绒毛膜血管连接，母体血液通过胎盘交换氧气和养分。

（3）脑与神经发育（第 5 ～ 8 周）

神经管闭合：孕 6 周完成。若神经管未闭合，则导致脊柱裂或无脑儿（须孕前补充叶酸预防）。

脑泡分化：前脑→未来大脑皮层；中脑→视觉听觉中枢；后脑→小脑与脑干。

（4）四肢与面部形成（第 6 ～ 8 周）

肢芽出现：四肢从躯干两侧长出芽状凸起，逐渐分化为手指、脚趾。

面部特征：出现眼睑雏形，鼻尖隆起，耳廓形成，胚胎面容初现人类轮廓。

（5）医学检查

超声检查（6 ～ 8 周）：确认宫内妊娠、胎心搏动（正常心率为 110 ～ 160 次 / 分钟）。

孕酮监测：若孕酮水平＜ 15 ng/mL，需要补充黄体酮。

3. 孕 9 ～ 12 周：胎儿初具人形（“小人形”的精细化蜕变）

（1）形态成熟化（第 9 ～ 12 周）

大小：孕 9 周胎儿长约为 2.3 cm（葡萄大小），孕 12 周胎儿长为 5 ～ 6 cm（小番茄大小），体重约为 14 g。

特征形成：小宝宝的外生殖器雏形出现；四肢延长，手指、脚趾分离；胎头占身体比例 1/2（呈“小海马”样），孕 12 周后比例逐渐协调。

（2）系统功能完善（第 11 ～ 12 周）

消化系统：孕 9 周出现吞咽反射，肠道开始蠕动。

甲状腺：孕 10 周开始分泌激素，调节代谢。

外耳与味蕾：孕 11 周外耳郭形成，味蕾开始发育。

（3）胎盘成熟化

绒毛膜与底蜕膜完全融合，胎盘承担营养供给与代谢废物排出功能。

（4）医学检查

NT 检查：超声测量胎儿颈后透明层厚度（NT）（NT ＞ 2.5 mm，提示染色体异常风险）。

孕早期筛查：结合 NT 值、PAPP-A 和 β-hCG 血液检测，评估胎儿染色体疾病风险。

（三）孕早期的“奇迹”与挑战

1. 生物学奇迹

基因调控：约 2.5 万个基因精确调控细胞分化，从“全能细胞”

到特定器官细胞。

能量转化：胚胎发育初期，其能量供应依赖卵黄囊，孕 6 周后胎盘接替卵黄囊承担供能功能。

2. 医学风险与应对

自然流产：孕早期流产率为 15% ～ 20%，多因染色体异常（如唐氏综合征）。

干预措施：若 NT 增厚或孕早期筛查高风险，须进一步做无创 DNA（NIPT）或绒毛穿刺；避免剧烈运动（如跳跃、负重）。

3. 孕早期的“时空密码”

从单细胞到独立个体，孕早期是基因精密调控与母体环境支持的共同杰作。通过超声、血液检测和营养管理守护这一过程，同时敬畏自然规律的不可逾越性。孕早期发育里程碑见表 16。

表 16　孕早期发育里程碑

孕周	发育里程碑	关键器官形成	B 超可见变化
5 周	神经管闭合关键阶段（防畸关键期）	大脑、脊髓雏形出现	孕囊直径约为 6 mm，似“小泡泡”
6 周	心脏开始跳动（110～160 次 / 分钟）	四肢芽体萌出，眼耳原基形成	可见胎心搏动，如“萤火虫之光”

（续表）

孕周	发育里程碑	关键器官形成	B 超可见变化
8 周	手指、脚趾分化，面部五官雏形形成	肝脏开始造血，肾脏开始工作	头臀长约为 1.6 cm，像“小芸豆”
12 周	性别器官分化（但 B 超尚难分辨）	胎盘完全形成，脐带输送营养	头臀长约为 6 cm，会踢腿、打嗝（妈妈还感觉不到）

（四）孕早期必须警惕的“红灯信号”

剧烈腹痛 + 阴道出血：可能宫外孕或先兆流产，须立即就医！

严重孕吐：24 小时无法进食，体重下降 5%，警惕妊娠剧吐。

发热 ≥ 38.5 ℃：可能影响胚胎发育，须物理降温，并在医生指导下用药。

二、早孕反应的生存指南

（一）孕期呕吐的 3 大原因——为什么你会“吐到怀疑人生”？

1. 激素暴击

怀孕后体内 hCG 和雌激素水平飙升，直接刺激胃肠道和大脑呕吐中枢，导致恶心感。

2. 进化保护机制

有理论认为，孕吐是身体提醒孕妇“别乱吃”，避免摄入可能危害胎儿的食物（如变质或有毒物质）。

3. 个体差异

双胎 / 多胎妊娠（hCG 更高，吐得更厉害），遗传因素（妈妈或姐妹孕吐严重，你也可能中招），甲状腺功能异常或幽门螺杆菌感染，焦虑、压力大（情绪直接影响肠胃功能）等个体差异也会引起孕期呕吐。

（二）抗吐零食盲盒——5 分钟搞定的“救命包”

随身携带苏打饼干、冻干草莓、原味坚果，随时应对孕吐不适，零食抗吐原理及食用建议见表 17。

表 17　零食抗吐原理及食用建议

零食	抗吐原理	食用建议	注意事项
苏打饼干	含碳酸氢钠，中和胃酸，缓解烧心	晨起空腹吃 1～2 片，躺 5 分钟再起床	高钠高脂肪，每天 ≤ 4 片，高血压 / 高血脂患者慎用
冻干草莓	酸甜口感刺激唾液分泌，抑制恶心感；含维生素 C，调节电解质	恶心时含 1~2 颗，或温水泡喝	选择无糖款，避免添加剂
原味坚果	含膳食纤维，防便秘；含蛋白质，稳定血糖	每日 10 g（约 7 颗杏仁）	选择无盐无糖款，避免引发反酸

（三）维生素 B_6 的“魔法剂量”——吃多少能止吐不伤胎?

维生素 B_6（吡哆醇）能有效缓解早孕反应（如孕吐），其作用机制主要涉及调节神经递质、干预激素代谢及改善胃肠道功能。

1. 核心作用机制

（1）调节神经递质，抑制呕吐中枢

促进 γ-氨基丁酸（GABA）合成：维生素 B_6 是合成 GABA 的关键辅酶。GABA 是中枢神经系统中的抑制性神经递质，能降低呕吐中枢（位于延髓）的兴奋性，从而缓解恶心感。

抑制多巴胺活性：维生素 B_6 可减少多巴胺的释放，而多巴胺过量会刺激化学感受器触发区（CTZ），引发呕吐反射。

（2）干预激素代谢，降低 hCG 影响

调节 hCG 水平：早孕反应与胎盘分泌的 hCG 峰值相关。维生素 B_6 可通过加速 hCG 代谢，间接减轻其对呕吐中枢的刺激。

平衡雌激素水平：雌激素升高会增强胃肠敏感性，维生素 B_6 参与雌激素的代谢转化，减轻其对胃黏膜的刺激。

（3）改善胃肠道功能

促进胃酸分泌：维生素 B_6 可增强胃壁细胞功能，帮助消化，减轻胃排空延迟引发的腹胀和恶心感。

缓解孕酮的胃肠副作用：孕酮使平滑肌松弛（包括胃肠道），导致便秘和胀气。维生素 B_6 通过调节肠道蠕动，间接缓解不适。

2. 安全剂量

日常推荐：每日 10 ～ 25 mg，分 3 次服用。

上限警告：长期超量（＞ 100 mg/ 天）可能导致胎儿神经依赖，出生后易兴奋、抽搐。

3. 使用原则

维生素 B_6 仅用于频繁呕吐（非轻微恶心），且须医生评估后开具处方。

优先食补香蕉、鸡胸肉、三文鱼、鹰嘴豆等富含天然维生素 B_6 食物。

4. 禁忌提醒

维生素 B_6 空腹服用吸收更好，但可能刺激胃黏膜，建议随餐或饭后服用；避免与茶碱类药物同服（间隔 1 小时）。

（四）什么时候必须就医？——这些危险信号别硬扛！

体重下降≥ 5%（如孕前 60 kg，下降 3 kg 以上）；

24 小时无法进食或排尿极少，尿色深如浓茶；

呕吐物带血或胆汁，伴剧烈腹痛；

意识模糊、视力障碍（警惕维生素 B_1 缺乏引发的韦尼克脑病）。

（五）额外福利：3 个冷门止吐技巧

嗅觉欺骗法：随身携带柠檬皮或薄荷精油，恶心时闻一闻。

低温疗法：含冰块或冻水果（如冻葡萄），低温可暂时抑制引发呕吐反射的神经信号传递。

穴位按压：按压内关穴（手腕横纹中央向上 3 指，两筋之间），每次 1 分钟。

三、孕早期微量营养素补充计划：简单版指南

微量营养素的补充贯穿整个孕期，在第一部分备孕期已经阐述过每种微量营养素的作用及补充方法，在孕早期微量营养素的补充也尤为重要，下面再和大家简单梳理一下应该补充哪些营养素及补充的方法。

（一）必须补充的五大营养素

1. 叶酸

作用：预防胎儿神经管缺陷（如脊柱裂）。

补法：吃菠菜、西蓝花、牛油果、鸡蛋黄；备孕至孕 3 个月每天吃叶酸片（400 μg），双胎或多胎孕妇每天补充 800 μg。

2. 铁

作用：预防贫血，给宝宝造血。

补法：吃瘦牛肉、鸭血、黑木耳、扁豆；孕 16 周后，若贫血，须遵医嘱补铁剂（饭后吃减少便秘），补铁剂时喝橙汁（维生素 C 促进铁吸收）。

3. 钙

作用：助力宝宝骨骼发育，预防妈妈抽筋。

补法：喝牛奶，吃芝麻酱、北豆腐；如果喝奶少，可服用碳酸钙（随餐吃）。

4. DHA

作用：助力宝宝大脑和视力发育。

补法：吃三文鱼、核桃、亚麻籽油；每周吃 2 次深海鱼，或每天 1 粒 DHA 胶囊（选藻油，无腥味）。

5. 维生素 D

作用：帮助钙吸收，预防胎儿佝偻病。

补法：每天露胳膊、腿晒 10 分钟（避开正午强光）；北方地区、肤色深的孕妇建议每天补 800 IU 维生素 D。

（二）其他重要营养素（以食补为主）

1. 碘

作用：助力宝宝甲状腺发育。

补法：吃加碘盐（每天≤5 g），每周 1 次海带 / 紫菜。

2. 维生素 B_{12}

作用：预防贫血和神经损伤。

补法：吃瘦肉、蛤蜊、鸡蛋；纯素食者须吃维生素 B_{12} 补充剂。

3. 维生素 C

作用：增强免疫力，促进铁吸收。

补法：吃奇异果、橙子、彩椒。

4. 锌

作用：助力宝宝细胞分裂，预防早产。

补法：吃牡蛎、牛肉、南瓜子。

（三）简单操作清单

1. 每日必做

1 杯牛奶 +1 把杏仁（补钙和蛋白质）；

1 盘绿叶菜（如菠菜炒蛋，补叶酸和铁）；

1 粒叶酸片（备孕至孕 3 个月）。

2. 每周 2 ～ 3 次

吃三文鱼 / 鳕鱼（补 DHA）；

喝 1 碗猪肝菠菜汤（补铁和维生素 A）。

3. 小心避坑

不吃生鱼片（预防寄生虫）、不吃超量维生素 A（如每周吃猪肝≤ 1 次）；

铁剂不要和牛奶同服（影响吸收）。

口诀：

叶酸要早补，铁钙不能输，DHA 加碘盐，食补最靠谱！

注意事项

所有补充剂须在医生指导下使用，避免重复或过量。

四、孕早期安全运动方案

孕早期（1 ～ 12 周）运动以“轻柔、舒缓、不折腾”为原则，既能缓解孕反，又能为孕期健康打基础。以下是 3 个“懒人友好”运动。

（一）马桶上的凯格尔运动：边如厕边练盆底肌

作用：预防漏尿，增强分娩力量，减少痔疮风险。

时机：排尿后（膀胱排空），别在小便时练！

动作分解：

①找肌肉。坐在马桶上，想象憋尿时收缩的肌肉（盆底肌），手指轻触会阴部确认收缩感。②收缩—保持。吸气放松，呼气时收缩盆底肌（像电梯上升），保持3秒。③放松—重复。吸气缓缓放松（像电梯下降），重复10次×3组。

口诀：

一缩二托三放松，盆底强了不漏尿！

（二）久坐困扰缓解方案：追剧时可做的抗水肿脚踝操

作用：促进下肢循环，预防静脉曲张，缓解脚踝僵硬。

时机：坐着追剧时，每集广告时间动一动！

动作套餐（每个动作2分钟，循环做）：

①脚踝绕圈：脚尖画圈（顺时针+逆时针），想象用脚趾写“我爱宝宝”。

②脚背泵压：脚尖勾起后绷直，像踩油门和刹车，促进血液回流心脏。

③脚趾抓放：脚趾张开如孔雀开屏，蜷缩如抓娃娃机的爪子，激

活足底筋膜。

小贴士：

穿宽松袜子，用脚底滚网球（或矿泉水瓶）加强按摩。

水肿严重时，可抬高腿（垫枕头使其高于心脏位置）。

（三）呼吸控制训练：5 分钟“静心充电”法

作用：缓解孕吐焦虑，提升血氧含量，为分娩呼吸打基础。

三种呼吸法：

①腹式呼吸（适合晨起恶心时）：手放腹部，吸气鼓肚（像吹气球），呼气缩肚（像放气），重复 5 次。

②清凉呼吸（适合胸闷燥热）：舌尖卷起，吸气通过舌尖缝隙（感受凉意），闭嘴用鼻呼气，重复 10 次。

③ 4-7-8 呼吸（适合失眠焦虑）：闭嘴用鼻吸气 4 秒，屏息 7 秒，嘟嘴呼气 8 秒，循环 3 轮。

运动搭配呼吸的效果见表 18。

表 18　运动搭配呼吸的效果

场景	运动搭配呼吸	效果
早起如厕	凯格尔运动 + 腹式呼吸	唤醒盆底肌 + 稳定情绪
午休追剧	脚踝绕圈 +4-7-8 呼吸	消水肿 + 提神不犯困
睡前护肤	脚趾抓放 + 清凉呼吸	缓解脚胀 + 助眠

（四）孕早期运动红灯清单

禁止动作：仰卧起坐、跳跃、高温瑜伽、憋气发力（如举重）。

叫停信号：腹痛、阴道出血、头晕、心悸、胎动（如已感知）异常。

偷懒原则：孕反严重时允许静养休息，恢复后再运动。

孕早期的运动无须追求形式化，利用碎片化时间也能实现循序渐进的锻炼效果。每天 20 分钟，卫生间、沙发、床等日常场景均可作为适宜的活动空间。

打卡手账

第五章

孕中期（13~28 周）关键期

孕中期的胎儿进入“疯长模式”，宝宝的体重会从 100 g 长到 1 kg，骨骼、大脑、脏器都会快速发育；这一阶段的营养需求暴增：钙、铁、蛋白质等需求比孕早期增加 50% 以上。

而准妈妈也会经历一些变化，母体的血容量会增加约 50%，需补铁防贫血。此时代谢也会加快，基础代谢率升高 15% ～ 20%，需要额外的热量支持。因此这一阶段也是准妈妈享受美食的“高光时刻”，但吃对了才能让妈妈和宝宝都健康！这一阶段需要针对性增加营养，同时避免体重失控。

一、孕中期：胎儿加速生长

孕中期是孕期中最平稳、舒适的阶段，但母体和胎儿均经历显著的生理变化。

（一）母体变化：身体进入“适应性改造”

1. 肚子明显变大

肚子开始隆起，别人能看出你怀孕了！因为胎儿在快速长大，子宫也跟着撑大。

2. 食欲变好，但挑食

早孕反应（呕吐、没胃口）大多消失了，开始吃得香，但可能突然想吃某种食物（比如酸的、辣的），或者对某些味道敏感。

3. 腰酸背痛、屁股疼

子宫变大，身体重心前移，腰部压力大；激素让关节变松，支撑身体的韧带也会酸痛。

4. 胎动初体验

18 ～ 20 周能感觉到宝宝在肚子里“小踢腿”或“蠕动”，像小鱼游动，超神奇！

5. 呼吸稍急促、尿频

子宫变大顶到胃和肺，呼吸可能有点费劲；增大的子宫压迫膀胱，如厕次数增多（但比孕早期好些）。

6. 皮肤变化

有人会长妊娠纹（肚皮撑开而变红或发痒），脸上可能长斑点；也有人皮肤变好，像自带“滤镜”。

7. 情绪波动

在激素影响下，可能一会儿开心，一会儿莫名烦躁，家人多包容哦！

（二）胎儿变化：从“蚕豆”到“小机灵鬼”

1. 快速长大

胎儿像个小“加速器”，4 个月时像香蕉那么长（约为 15 cm），6 个月时已经有 30 cm 左右，体重也长到 500 ～ 800 g。

2. 模样更清晰

脸部五官成形，长出眉毛、睫毛；皮肤薄薄的，能看到血管，像个“小老头”（皱皱的），但会越来越圆润。

3. 会动，会“玩耍”

手脚能自由活动，吸吮手指、打哈欠、翻跟头；孕妈妈能感受到胎儿的“拳打脚踢”。

4. 听力发育

能听到妈妈的心跳、说话声，甚至外界的音乐，因此可以开始给宝宝讲故事啦！

5. 头发和指甲生长

头发变长（颜色和浓密度因人而异），指甲也长出来了，超可爱！

6. 开始有规律作息

胎儿白天睡得多，晚上可能更活跃，和孕妈妈“同步”作息（或者故意“捣乱”）。

二、营养密度提升策略

在孕中期，蛋白质是胎儿猛长期的“营养加速器”。

1. 蛋白质的作用

器官塑形：孕中期（13 ～ 28 周）胎儿大脑神经元快速连接，心脏、肝脏等器官进入“精装修”阶段。

母体扩容：胎盘增重 + 血容量增加约 50%，全凭蛋白质支撑。

防肿防垮：足够的蛋白质维持血浆渗透压，减少水肿；还能预防妊娠纹（胶原蛋白是维持皮肤弹性的重要物质）。

2. 缺蛋白质的警告

胎儿偏小，羊水少。

孕妈妈掉头发，指甲脆，容易累。

3. 蛋白质需求计算法——数学小白也能懂

公式：每日蛋白质需求（g）= 孕前体重（kg）× 1.2 + 25 g

示例：孕前体重为 55 kg，则每日蛋白质需求为

$$55 \times 1.2 + 25 = 91\ \text{g}$$

（相当于每天吃：2 个鸡蛋 + 200 g 鸡胸肉 +1 杯牛奶 +100 g 豆腐）

孕中期蛋白质需求见表 19。

表 19 孕中期蛋白质需求

孕前体重 /kg	基础需求 /g	总需求 /g	食物换算示例
50	60	85	300 g 鲈鱼 + 1 杯豆浆
60	72	97	3 个鸡蛋 + 200 g 牛肉 +1 块豆腐
70	84	109	250 g 虾仁 + 1 杯酸奶 +100 g 坚果

4. 营养版“层层闯关”——蛋白质消消乐攻略

（1）游戏规则：把每日蛋白质目标拆解成“食物卡牌”，三餐 + 加餐配对消除！

（2）卡牌池（每张卡牌≈ 10 g 蛋白质）

鸡蛋卡：1 个鸡蛋含 6 g 蛋白质（需 2 张卡牌顶 10 g）。

鸡胸肉卡：100 g 鸡胸肉含 24 g 蛋白质（需 1 张卡牌顶 24 g）。

三文鱼卡：100 g 三文鱼含 20 g 蛋白质（需 1 张卡牌顶 20 g）。

牛奶卡：250 mL 牛奶含 8 g 蛋白质（需 1.25 张卡牌顶 10 g）。

豆腐卡：100 g 豆腐含 8 g 蛋白质（需 1.25 张卡牌顶 10 g）。

（3）目标：根据你的每日需求（如 91 g），用 9 张卡牌（每张代表 10 g 蛋白质）完成消除！

（4）示例

早餐：鸡蛋 ×2（煎蛋 2 个≈ 12 g）+ 牛奶 ×1（8 g）→ 消除 2 张卡牌（20 g 蛋白质）。

午餐：三文鱼 ×2（40 g 蛋白质）→ 消除 4 张卡牌（40 g 蛋白质）。

晚餐：鸡胸肉 ×1（24 g）+ 豆腐 ×1（8 g）→ 消除 3 张卡牌（30 g 蛋白质）。

剩余 1 张卡牌：加餐时吃 6 颗杏仁≈ 2 g 蛋白质→ 凑整失败，允许“借”到第二天！

5. 实操技巧——懒人也能吃够蛋白质

（1）万能公式搭配法

每餐 = 1 掌心蛋白质（肉 / 鱼 / 豆）+ 1 拳头主食（杂粮更优）+ 2 拳头蔬菜

（2）高蛋白质零食清单

高蛋白质零食营养成分见表 20。

表 20　高蛋白质零食营养成分

零食	蛋白质含量	适合场景
即食鸡胸肉丸	10 g/100 g	上班间隙吃
希腊酸奶	15 g/100 g	下午茶配水果
水煮毛豆	12 g/100 g	追剧时代替薯片

（3）警惕“假蛋白质刺客”

假：鱼豆腐（蛋白质含量≈ 6 g/100 g，淀粉多）。

真：北豆腐（蛋白质含量≈ 12 g/100 g）。

假：蛋白粉饮料（糖分可能>蛋白质含量）。

真：无糖豆浆粉（蛋白质含量≈ 18 g/100 g）。

6. 红灯警报——这些情况要调整

尿酸高 / 肾功能异常：减少红肉、海鲜摄入，选择鸡蛋、牛奶等低嘌呤优质蛋白质。

素食妈妈：豆类 + 谷物组合（如米饭 + 豆腐）可提高蛋白质利用率。

孕吐严重：可喝蛋白粉（乳清蛋白易吸收），或吃嫩蒸蛋羹（清淡易消化）。

蛋白质就像孕中期胎儿的“成长燃料”，吃够≠吃撑，聪明搭配是关键！跟着“蛋白质消消乐”游戏，边吃边玩，轻松达标。

三、DHA、钙、铁的补充方案

孕中期（13 ～ 28 周）是胎儿器官发育的关键期，也是母体代谢负担较重的阶段。DHA、钙、铁作为三大核心营养素，直接关系到胎儿的脑眼发育、骨骼生长和母体的造血功能，我们应该如何进行合理的补充呢?

（一）食补指南与黄金搭配方案

1. DHA：胎儿大脑与视力的“黄金燃料”

每日需求：200 ～ 300 mg。

食物来源：

深海鱼：三文鱼（100 g 三文鱼含 1 000 ～ 1 500 mg DHA）、鳕鱼、带鱼（每周 2 ～ 3 次）。

藻类：海带、紫菜（碘 +DHA 双补）。

其他：蛋黄（每个蛋黄约含 40 mg DHA）、核桃（含 α－亚麻酸，可在体内转化为 DHA）。

补充剂选择：藻油（无 EPA、无腥味）或鱼油（须低汞）。

2. 钙：骨骼与牙齿的“建筑工”

每日需求：1 000 mg（以食补为主，不足部分额外补 600 mg 钙剂）。

食物来源：

奶类：牛奶（250 mL 牛奶约含 300 mg 钙）、无糖酸奶。

豆制品：豆腐（100 g 豆腐约含 130 mg 钙）、豆浆。

绿叶菜：芥蓝、油菜（焯水去草酸）。

协同补充：维生素 D（每日 600 IU）+ 晒太阳（促进吸收）。

3. 铁：预防贫血的“造血卫士”

每日需求：24 ～ 29 mg（贫血者须补充 60 ～ 100 mg 铁剂）。

食物来源：

血红素铁：牛肉（100 g 牛肉约含 3.3 mg 铁）、猪肝（每周 1 次）、鸭血。

非血红素铁：黑木耳（须搭配维生素 C 提高吸收率）。

禁忌：避免与钙片或牛奶同服（间隔 1 小时）。

4. “三消满分”食物组合游戏

目标：一餐同时补充 DHA+ 钙 + 铁，或分餐优化吸收。

规则：选择三类食物搭配，消除营养缺口。

（1）组合 1：深海鱼 + 绿叶菜 + 奶制品

示例：香煎三文鱼 + 蒜蓉芥蓝 + 奶酪片。

DHA：三文鱼 150 g（2 250 mg）。

钙：芥蓝 200 g（220 mg）+ 奶酪 20 g（140 mg）。

铁：三文鱼含少量铁，搭配牛肉效果更佳。

加分项：餐后水果（如橙子）提供维生素 C，促进铁吸收。

（2）组合 2：鸡蛋 + 豆腐 + 红肉

示例：水煮蛋 + 麻婆豆腐 + 菠菜猪肝汤。

DHA：鸡蛋 1 个（40 mg）。

钙：豆腐 150 g（200 mg）。

铁：猪肝 50 g（11 mg）+ 菠菜 100 g（2.7 mg）。

技巧：猪肝每周限 1 次，可用牛肉替代。

（3）组合 3：藻类 + 坚果 + 酸奶

示例：海带排骨汤 + 核桃仁沙拉 + 希腊酸奶。

DHA：海带（藻类 DHA 前体）+ 核桃（α－亚麻酸）。

钙：酸奶 150 g（150 mg）。

铁：排骨（少量）+ 黑芝麻（沙拉撒粉）。

（二）分餐策略：错峰补充，吸收翻倍

每日营养餐单推荐见表 21。

表 21 每日营养餐单推荐

时段	重点营养素	餐单推荐
早餐	DHA + 钙	牛奶燕麦粥 + 核桃 + 煎蛋
午餐	铁 + 蛋白质	番茄炖牛腩 + 紫菜蛋花汤 + 糙米饭
加餐	钙 + 维生素 C	无糖酸奶 + 草莓
晚餐	综合补充（DHA + 钙等）	清蒸鲈鱼 + 蒜蓉芥蓝 + 豆腐羹

（三）重点须知

DHA 过量风险：若摄入量＞ 1 000 mg/ 天，会抑制免疫功能，优先食补。

钙铁冲突：分开摄入（如早餐补钙，午餐补铁）。

贫血管理：血清铁蛋白＜ 30 μg/L 时须补充铁剂，搭配维生素 C

效果更佳。

特殊人群：

素食者：藻油 DHA + 铁强化食品（如早餐谷物）。

乳糖不耐受者：选无乳糖牛奶或钙剂（柠檬酸钙）。

（四）总结

孕中期营养的关键是精准补充 + 巧妙搭配。

DHA：以深海鱼为主，DHA 补充剂为辅，助力胎儿脑发育。

钙：奶制品打底，绿叶菜助攻，助力胎儿骨骼强健。

铁：红肉优先，维生素 C 搭档，防止孕妈妈贫血。

通过“三消游戏”式饮食设计，让每一口食物都为胎儿的成长助力！

四、定制化运动处方

（一）孕妇操分解教学（适合孕 13 周后）

1. 热身：5 分钟“唤醒关节”

颈部绕圈：低头→右转→仰头→左转（缓解肩颈僵硬）。

骨盆时钟：想象肚脐是钟表指针，前后左右缓慢画圈（激活盆底肌）。

手腕脚踝绕环：预防水肿，增强关节灵活性。

2. 核心训练（安全版）

孕期瑜伽动作与注意事项见表 22。

表 22　孕期瑜伽动作与注意事项

动作	步骤	适配孕周	注意事项
猫牛式	四足跪姿，吸气塌腰抬头→呼气拱背低头	全孕期	避免塌腰过度，动作速度放缓
侧卧抬腿	侧躺，上方腿伸直缓慢抬高 45° →落下	孕中晚期	手扶腹部保持身体稳定
坐姿骨盆倾斜	坐瑜伽球，呼气收腹，骨盆后倾，吸气还原	全孕期	瑜伽球充气 70%，搭配防滑垫辅助

3. 下肢强化（预防静脉曲张）

踮脚尖泵血：扶墙踮脚 10 次 ×3 组（促进回流）。

迷你深蹲：双脚与肩同宽，屈膝 30° ，然后站直（双膝不超脚尖）。

脚趾抓毛巾：坐姿，用脚趾抓取地面毛巾，增强足弓稳定性。

4. 放松拉伸

婴儿式变体：双膝分开（给腹部留空间）后跪地，前额贴手背，深呼吸。

侧腰伸展：盘坐后，左手撑地，右臂上举并向左侧弯（左、右各保持 30 秒）。

腿部按摩：从脚踝向大腿方向轻推（预防水肿）。

禁忌动作：仰卧起坐、跳跃、深度扭转、平板支撑（孕晚期须避免）。

（二）水中运动安全指南（游泳池/浅水区专用）

1. 环境要求

水温：28～31 ℃（避免＞32 ℃的热水池，预防胎儿过热）。

水深：齐胸高度（1.2～1.5 m），确保站稳不漂浮。

时间：每次运动≤45 分钟，避免空腹或饱腹。

2. 推荐动作（需有专业教练陪同）

水中健身动作、功效与安全要点见表 23。

表 23　水中健身动作、功效与安全要点

动作	功效	安全要点
水中漫步	强化下肢，缓解关节压力	穿防滑水鞋，手扶池边
浮力带踢腿	增强髋部灵活性，助力顺产	动作轻柔，避免猛踢
水下呼吸训练	提升肺活量，模拟分娩呼吸节奏	仅口鼻入水，避免憋气

3. 水中风险规避

防滑倒：入池前冲淋（去油脂），扶扶手上下泳池台阶。

防感染：选择氯消毒达标的泳池，结束后及时排尿，并冲洗身体。

防抽筋：运动前补充电解质（如淡盐水），避免腿部猛蹬动作。

（三）肚皮舞改编的孕妇操（保护关节版）

原理：用柔和波浪替代抖动，强化盆底肌 + 缓解腰背痛。

适合孕周：14 ～ 32 周（无胎盘低置等禁忌）。

动作分解

（1）肩颈波浪（替代腹部抖动）

步骤：

① 坐姿 / 站姿，双手放松垂于体侧。

② 吸气右肩上提→右肩后绕→下沉，带动左肩重复。

③ 像波浪一样从右到左传递，每组 8 次 ×3 组。

功效：放松肩颈，改善驼背。

（2）骨盆时钟（安全版扭胯）

步骤：

① 靠墙站立，膝盖微屈。

② 想象骨盆是钟摆，缓慢前后倾（12 点→6 点）。

③ 再左右摆动（3 点→9 点），每组 10 圈 ×2 组。

功效：增强骨盆灵活性，助力顺产。

（3）手臂蛇形舞（关节零压力）

步骤：

① 坐瑜伽球，双手平举。

② 以肘为轴，小臂像蛇一样上下起伏。

③ 配合呼吸，每组 2 分钟 ×3 组。

功效：改善上肢水肿，优雅塑形。

禁忌：

避免快速转胯动作。

出现宫缩时立即停止。

（四）超市购物车深蹲挑战（边逛边练）

原理：利用购物车当“移动健身器材”，强化下肢 + 控糖。

动作指南

（1）推车半蹲（隐形燃脂）

步骤：

① 双手握车把，双脚比肩宽。

② 缓慢屈膝下蹲（屁股后坐像坐椅子）。

③ 膝盖不超过脚尖，保持 3 秒后站起。

组数：每走过 3 个货架做 5 次。

（2）踮脚取物（小腿塑形）

步骤：

① 选中高层货物（如麦片盒）。

② 踮脚尖伸手取物，控制速度。

③ 放下时先屈膝再弯腰（护腰）。

组数：每次拿高处物品时做 1 次。

（3）侧步推车（臀腿训练）

步骤：

① 向左横跨一步，推车跟随。

② 重心移到左腿，右腿轻点地。

③ 换边重复，像螃蟹走路。

组数：过道较长时做 10 步 ×2 组。

消耗能量计算：

30 分钟超市购物车深蹲约消耗能量 120 kcal（≈ 1 块小蛋糕配额）。

（五）安全须知

运动安全规则见表 24。

表 24　运动安全规则

场景	必须遵守	绝对禁止
肚皮舞操	穿防滑袜，地面无杂物	单脚站立、快速旋转
超市购物车深蹲	握紧购物车，避开人流高峰	手提重物时深蹲
通用原则	运动前后补水，心率 < 140 次 / 分钟	憋气发力、过度疲劳

（六）紧急情况处理

头晕 / 腹痛：立即停止→侧卧→补充含糖饮品（如果汁）。

阴道流液 / 出血：平躺垫高臀部，呼叫 120。

规律宫缩（＜ 37 周）：记录宫缩间隔，及时就医。

（七）运动前后必备清单

装备：孕妇运动内衣（无钢圈）、托腹带（孕晚期）、心率表（目标＜ 140 次 / 分钟）。

补给：温水、香蕉（防低血糖）、毛巾。

记录：胎动（运动后 1 小时数胎动，发现异常，及时就医）。

孕期运动不枯燥！把生活场景变成健身房，用创意保持活力。

口诀：

热身充分动作缓，水中防滑地面稳，

心率监控不过线，不适立刻停查看！

打卡手账

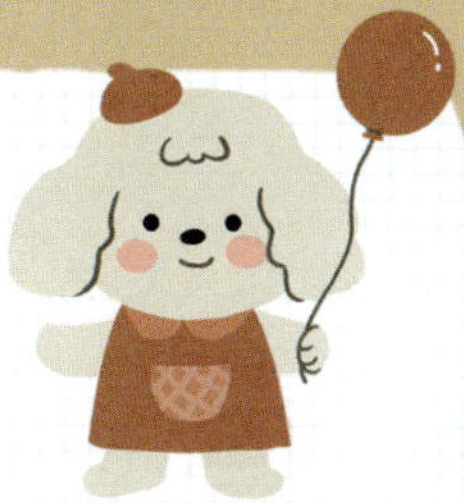

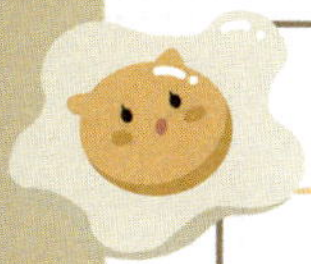

第六章

孕晚期（29~40 周）冲刺阶段

一、孕晚期：身体的最后冲刺

孕晚期是胎儿发育冲刺期和母体为分娩做准备的阶段，身体会发生显著变化。了解这些变化有助于科学应对不适，保障母婴健康。

（一）孕妈妈的变化

1. 肚子超大，行动变笨拙

肚子更大、更重：孕晚期肚子像吹气球一样快速变大，子宫顶到胃、肺和肋骨，孕妈妈会感觉胸口发闷、呼吸急促，弯腰、蹲下、穿鞋都变得困难。

走路像企鹅：肚子太大导致重心不稳，走路摇摇晃晃，容易累，晚上睡觉翻身也困难，很多孕妈妈只能侧躺。

2. 各种不适“找上门”

腰酸背痛加剧：肚子重量全压在腰和骨盆上，加上激素让关节松弛，疼痛感更强，甚至屁股和耻骨也会疼（医学上称“耻骨联合分离”）。

下肢水肿 + 静脉曲张：子宫压迫下肢静脉，血液回流不畅，脚、小腿容易肿成“馒头”，严重时腿上还会出现青筋凸起（静脉曲张）。

尿频更严重：胎儿头部下降进入骨盆，压迫膀胱，孕妈妈可能几分钟就想如厕，晚上起夜次数更多。

呼吸和吞咽困难：子宫顶住肺部，孕妈妈会感觉喘不过气；胃被挤压，容易反酸、烧心。

假性宫缩频繁：肚子偶尔发紧发硬（像被拳头顶了一下），但不规律，这就是“假性宫缩”，是身体在为分娩做准备。

3. 皮肤和头发的变化

妊娠纹疯长：肚子撑得更大，妊娠纹可能突然增多，颜色变红或紫，产后会慢慢变淡。

头发浓密或脱发：有的孕妈妈头发变得又黑又亮，也有的孕妈妈开始掉头发。

4. 情绪波动 + 睡眠差

焦虑又兴奋：临近分娩，孕妈妈既期待宝宝出生，又担心生产过程，晚上可能失眠，翻来覆去睡不着。

孕晚期不适症状及缓解方法见表 25。

表 25　孕晚期不适症状及缓解方法

不适症状	生理机制	缓解方法
腰酸背痛	骨盆前倾 + 韧带松弛	使用托腹带 + 热敷（每日 15 分钟）
下肢水肿	静脉回流受阻	左侧卧位 + 睡前抬高双腿
胃灼热	胃酸反流至食管	少食多餐 + 避免辛辣油腻食物
假性宫缩	子宫肌层敏感性增加	改变体位 + 深呼吸缓解
睡眠障碍	胎动干扰 + 情绪焦虑	左侧卧位 + 使用孕妇枕

（二）胎儿的变化

1. 快速长大

体重猛增：孕晚期是胎儿“长肉”最快的阶段，每周增重 200 ～ 300 g，到足月时体重可达 2.5 ～ 4 kg。

大脑和神经：大脑快速发育，神经系统基本成熟，能对外界刺激（如声音、光线）做出反应。

肺部：肺泡发育接近完成，能分泌表面活性物质，为出生后自主呼吸做准备。

脂肪：皮下脂肪增厚，皮肤从透明变得粉嫩光滑，不再像孕中期那样皱巴巴。

骨骼：钙质大量沉积，骨骼更强壮，但头骨仍有缝隙（囟门），方便出生时通过产道。

2. 感官更灵敏

听觉敏锐：能清晰听到妈妈的心跳、说话声，甚至外界的音乐或噪声。听到不喜欢的声音时，可能会动得更厉害。

视觉有限：虽然胎儿眼睛能睁开闭合，但对光线更敏感。这是因为子宫内光线昏暗，胎儿主要靠触觉和听觉感知世界。

味觉和嗅觉：通过吞咽羊水，能尝到羊水的味道（受妈妈饮食影响），出生后可能偏好妈妈孕期常吃的食物。

3. 胎动变化

踢打变温柔：孕晚期胎儿活动空间变小，胎动幅度减弱，但力度增强，有时能感觉到胎儿在翻身、顶肚皮或“打嗝”（表现为连续几次规律的胎动）。

入盆信号：36 周左右，胎儿头部可能进入骨盆（“入盆”），孕妈妈会感觉呼吸变轻松、胃部压迫减轻，但尿频和耻骨痛会加剧。

4. 分娩准备

胎位固定：大多数胎儿会转为头朝下的姿势（头位），为顺产做准备；少数胎位不正（如臀位）的情况需要医生干预。

练习呼吸：胎儿会吞咽羊水并练习呼吸动作，虽然不真正呼吸空气，但肺部功能逐渐成熟。

二、控糖关键营养素

孕晚期（29 ～ 40 周）控糖不仅是预防妊娠期糖尿病的关键，更是保障胎儿正常发育、降低分娩风险的核心措施。这一阶段的血糖管理直接影响母婴的近远期健康，因此需建立科学认知并采取精准干预策略。

（一）控糖“三剑客”：膳食纤维 + 蛋白质 + 健康脂肪

目标：血糖波动< 2.2 mmol/L，告别“过山车”式头晕。

营养素需求与控糖原理见表 26。

表 26　营养素需求与控糖原理

营养素	每日需求	控糖原理	食物清单
膳食纤维	25 ~ 35 g	延缓糖分吸收，抑制饥饿素分泌	燕麦片、奇亚籽、西蓝花、苹果（带皮）
蛋白质	1.5 g/kg 体重	延长饱腹感，减少对碳水化合物的渴望	鸡胸肉、豆腐、无糖希腊酸奶、鸡蛋
健康脂肪	占总热量 20%~30%	稳定胰岛素水平，预防餐后血糖飙升	牛油果、坚果、三文鱼、橄榄油

控糖食谱示例：

早餐：奇亚籽布丁（奇亚籽 10 g + 无糖酸奶 150 g+ 蓝莓 50 g）。约含膳食纤维 8 g。

午餐：糙米饭 80 g + 香煎三文鱼 120 g + 蒜蓉西蓝花 150 g。约含膳食纤维 10 g。

加餐：苹果（带皮）1 个（150 g）+ 杏仁 10 颗（8 g）。约含膳食纤维 4.5 g。

晚餐：鹰嘴豆沙拉（鹰嘴豆 50 g + 菠菜 100 g + 橄榄油 5 g）。约含膳食纤维 7 g。

总膳食纤维约为 29.5 g（达标）。

（二）膳食纤维精准摄入：25~35 g/ 天怎么吃？

1. 高膳食纤维食物红黑榜

高膳食纤维食物及其加分吃法见表 27。

表 27　高膳食纤维食物及其加分吃法

食物	含膳食纤维量（每 100 g）	加分吃法
奇亚籽	34 g	泡水做布丁，替代果酱涂面包
燕麦片	10 g	煮粥加肉桂粉，控糖又提味
牛油果	6.7 g	切片夹全麦三明治，替代黄油
黑木耳	29 g	与黄瓜凉拌，酸辣开胃

黑榜警告：

精加工燕麦片（每 100 g 精加工燕麦片膳食纤维含量＜ 3 g，糖分含量＞ 10 g）。

果汁（滤去膳食纤维，相当于纯糖水）。

2. 防胀气技巧

膳食纤维增量每周增加 5 g，让肠道逐步适应。

搭配益生菌（如无糖酸奶）促消化。

（三）防抽筋钙、镁黄金配比

科学配比：钙 1 000 mg：镁 400 mg（2.5：1 更精准）。

协同作用：镁助钙吸收，放松肌肉，预防痉挛。

钙、镁每日需求及补剂方案见表 28。

表 28　钙、镁每日需求及补剂方案

营养素	每日需求 /mg	高性价比食物	补剂方案
钙	1 000～1 300	牛奶 300 mL 约含钙 300 mg、芥蓝 200 g 约含钙 380 mg	柠檬酸钙片（随餐吃，防便秘）
镁	350～400	南瓜子 30 g 约含镁 150 mg、黑巧克力（可可含量≥ 85%）1 块约含镁 60 mg	甘氨酸镁（睡前吃，助眠）

防抽筋零食包：

黑巧克力（可可含量≥ 85%）2 块 + 烤南瓜子 1 小把。

香蕉半根 + 杏仁奶 200 mL。

强化吸收技巧：

钙、镁分开吃（早餐补钙，晚餐补镁）。

搭配维生素 D（晒太阳或补剂），提升钙的利用率。

（四）孕晚期一日营养作战

控糖与防抽筋饮食示例见表 29。

表 29　控糖与防抽筋饮食示例

时段	控糖方案	防抽筋方案
7:00	燕麦鸡蛋饼 + 无糖豆浆	豆浆选钙强化款（约含钙 300 mg/杯）
10:00	希腊酸奶 + 南瓜子	酸奶含钙和镁，南瓜子可额外补镁
12:00	杂粮饭 + 清蒸鲈鱼 + 菠菜	饭后晒太阳 10 分钟，帮助钙吸收
15:00	苹果（带皮）+ 核桃	核桃含镁（约含镁 45 mg/30 g）
18:00	豆腐味噌汤 + 凉拌木耳	豆腐含钙，木耳含镁，二者搭配易吸收
21:00	温牛奶 + 黑巧克力 1 块	牛奶含钙，黑巧克力含镁，睡前补充，预防抽筋

（五）警惕！这些坑别踩

钙过量（钙摄入量＞ 2 500 mg/ 天）可能会引发便秘，肾结石风险升高。

镁过量（镁摄入量＞ 7 00 mg/ 天）可能会引发腹泻、嗜睡。

空腹摄入膳食纤维，可能会引发严重胀气。

总结：孕晚期营养公式 = 控糖“三剑客”+ 钙、镁黄金配比。

口诀：

膳食纤维吃够糖稳当，钙、镁配比抽筋拜拜，

少食多餐勤监测，吃嘛嘛香娃健康！

三、孕期防暴食

（一）1掌1捧，轻松把控每餐量（每顿标准）

孕期每餐食物摄入分量与关键建议见表30。

表30 孕期每餐食物摄入分量与关键建议

食物类型	分量	关键建议
蛋白质	1掌心（肉/鱼/豆）	厚度≈小拇指，选低脂款（如鸡胸肉、三文鱼）
碳水化合物	1拳头（主食）	杂粮（如糙米、燕麦）占2/3，控糖又扛饿
膳食纤维	双手1捧（以绿叶菜为主）	深绿色蔬菜（如菠菜、西蓝花）>1/2，高膳食纤维，防便秘
脂肪	1拇指（油/坚果酱）	优选橄榄油、牛油果，抗炎，护心脑

示例餐盘：

烤鸡胸肉（1掌心）+杂粮饭（1拳头）+蒜蓉炒菠菜（双手1捧）+橄榄油拌番茄（1拇指）。

（二）孕晚期加餐“掌心法则”

加餐食物类型及分量见表31。

表 31　加餐食物类型及分量

食物类型	分量	防暴食心机
蛋白质	半掌心≈ 100 g 希腊酸奶 /1 个鸡蛋	搭配蓝莓，抑制甜食欲
碳水化合物	半拳头≈ 1 片全麦面包	抹花生酱（1 拇指），血糖缓释
膳食纤维	1 拳头≈ 1 小个苹果 /8 颗草莓	带皮吃，膳食纤维加倍
脂肪	半掌心≈ 8 颗杏仁 /2 个核桃	慢慢咀嚼，增加饱腹感

馋甜食急救包：

黑巧克力（可可含量≥ 85%）：1 指节大小，含化别嚼。

冻香蕉：半根切片，撒肉桂粉，口感近似冰淇淋。

（三）分餐计时防暴食

黄金进食节奏：

3 顿正餐：间隔 4 ～ 5 小时（按手掌法吃够）。

2 次加餐：上午 10 点 和下午 4 点（按掌心量加餐）。

晚餐提前：睡前 3 小时吃完，防夜宵暴食。

不同场景的应对策略及替代食物见表 32。

表 32　不同场景的应对策略及替代食物

场景	应对策略	替代食物
追剧时嘴寂寞	刷牙 + 喝柠檬水	魔芋爽（低卡版）
深夜饿醒	温牛奶 100 mL+1 勺胶原蛋白粉	无糖银耳羹（提前备好）
情绪低落	出门散步 10 分钟	无糖口香糖

（四）红灯食物清单

精制糖炸弹：蛋糕、奶茶、果汁（1 杯≈ 6 块方糖）。

空热量零食：薯片、辣条、曲奇（1 手掌大小的热量，需跑步 1 小时才能消耗）。

隐形糖刺客：风味酸奶、沙拉酱、即食燕麦片（看成分表，若糖＞ 5 g/100 g，拒吃）。

（五）孕期手掌尺寸校准

手形参考：

小巧手（手掌长度＜ 16 cm）：蛋白质分量减 1/4，主食选低 GI 食物（如藜麦）。

大手党（手掌长度≥ 16 cm）：可加 1/2 掌心的蛋白质分量，但碳水化合物分量不变。

水肿手：戴戒指感觉紧。按孕前手的尺寸计算。

孕期防暴食不是饿肚子，而是聪明选 + 巧定量！

口诀：

1 掌蛋白 1 拳粮，双手捧菜拇指油，

加餐半掌慢咀嚼，血糖稳稳母胎安！

四、助产运动组合

（一）分娩球通关秘籍：追剧骨盆摇摆操

目标：软化骨盆韧带，助力胎头下降。

安全孕周：34 周后（无胎盘低置、早产风险）。

动作指南：

（1）基础摇摆

坐在分娩球上，双脚平放，双手扶腰。

跟着剧集片头曲的节奏，左右摇摆骨盆（像跳草裙舞）。

时长：每集片头 + 广告时间做（约 5 分钟）。

（2）画圈升级：用骨盆在分娩球上画 ∞ 字，想象在给胎儿“铺红毯”。

助攻：老公在身后轻推腰部，增大摇摆幅度。

（3）颠分娩球促入盆：轻微上下颠动（幅度 < 5 cm），模拟分娩时宫缩推力。

（四）队友助攻任务

按摩官：运动后按摩小腿，预防抽筋。

人肉扶手：爬楼梯时全程搀扶。

计数管家：记录每日运动量，达标后奖励水果拼盘。

总结：助产运动 = 温柔版“胎儿导航系统”！

口诀：

球上摇，骨盆调，爬爬楼梯促入盆，

动作轻柔莫逞强，母子平安最要紧！

打卡手账

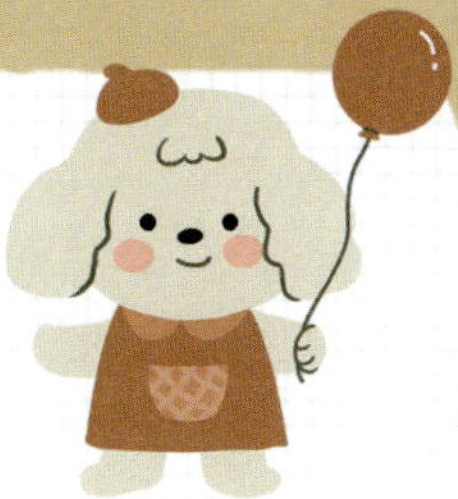

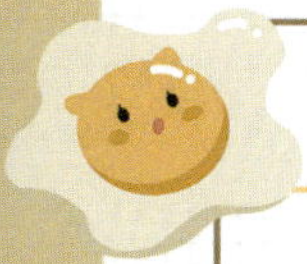

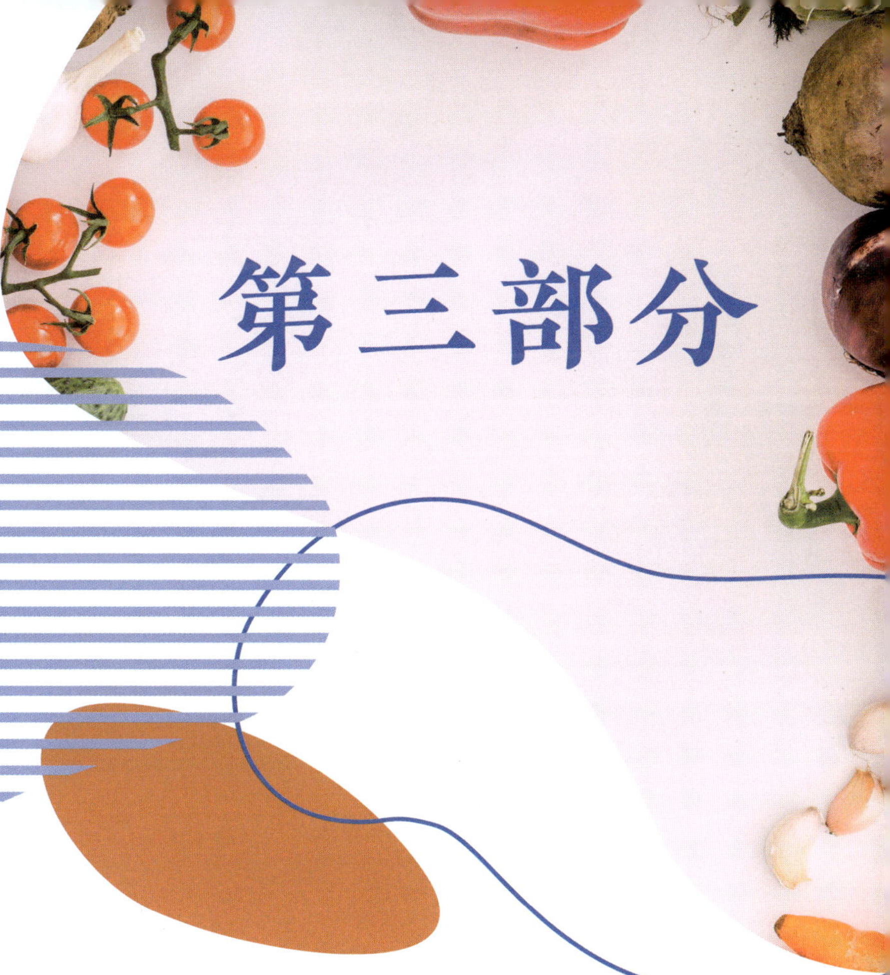

第三部分

产后逆袭战：带娃瘦身两不误

产后体重管理是一个涵盖多阶段、多维度的系统工程。在哺乳期，营养摄入是关键。一方面要确保充足的蛋白质、钙、铁及各类维生素等营养素的摄入，以满足泌乳需求和自身身体恢复；另一方面要合理控制热量，避免热量过剩导致脂肪堆积。产后长期体重管理重点在于代谢重塑，通过科学饮食（如采用蛋白质循环、补充益生菌等），结合适度运动（如产后恢复操、散步等），逐步提高代谢水平。同时，要注重心理调适与良好生活习惯的养成，保持积极心态及充足睡眠，将体重管理融入日常生活，实现健康瘦身与身体全面康复的目标。

第七章

哺乳期：燃烧吧，卡路里！

当新手妈妈迈入哺乳期，身体便如同开启了一场需要精细调控的“能量平衡之战”。在这一特殊时期，既要全力满足乳汁的高质量分泌、助力身体从分娩的消耗中恢复，又要精准把控能量缺口，满足新手妈妈的瘦身需求。

一、分娩后的身体变化

（一）身体生理状态的改变

1. 内分泌系统的重新调适

哺乳期妈妈的身体内分泌系统开启了全新的工作模式。催乳素的大量分泌是这一时期的显著特征，它如同勤劳的“信号兵”，不断刺激乳腺组织，促使其高效合成并分泌乳汁。与此同时，雌激素和孕激素的水平虽然较孕期有所下降，但仍维持在一定水平，与其他激素相互协作，维持着身体的内分泌平衡。然而，这种激素水平的波动会给妈妈带来一些不适，比如情绪上可能会变得更加敏感和焦虑，有时甚至会出现莫名的烦躁和低落情绪，就像身体里住进了一个“情绪小怪兽”。

此外，甲状腺激素的分泌也会发生一定程度的变化，以满足哺乳期妈妈身体高代谢状态下的能量需求。甲状腺就像身体的“发动机调节器”，稍微的波动都可能影响哺乳期妈妈的代谢率和能量消耗，让哺乳期妈妈感觉身体更容易疲劳。

2. 生殖系统的恢复与适应

哺乳期妈妈的身体在经历分娩后，生殖系统正处于恢复和适应过程中，子宫在逐渐收缩至原来的大小。这个过程就像一个慢慢放气的气球。虽然大部分哺乳期妈妈在产后 6 周左右子宫基本能恢复到孕前状态，但这个过程可能会伴随着一些轻微的腹痛和下坠感。同时，阴道和会阴部位在分娩时可能受到撕裂或侧切，需要时间来愈合，这也需要哺乳期妈妈格外注意局部的清洁和护理，防止感染。

乳房在这个阶段发生了巨大的变化，不仅为了分泌乳汁变得更加丰满，还会经常出现胀痛感，尤其是在产后最初的几天，乳汁开始分泌，乳房可能会像充满气的气球一样鼓鼓的，这种胀痛可能会让哺乳期妈妈感觉十分难受，影响正常的休息，甚至影响照顾宝宝。

3. 新陈代谢的加速

哺乳期妈妈的身体仿佛是一个高效的“能量工厂”，新陈代谢速度明显加快。这是因为乳汁的分泌需要消耗大量的能量，身体为了维持这种高能量的输出，各个器官和组织都在高效运转。就像一台高速运转的机器，需要更多的燃料和能量来维持运转。哺乳期妈妈的身体需要从食物中摄取更多的能量来满足自身的新陈代谢和乳汁分泌的需求。

这种新陈代谢的加速还体现在身体的散热增加上。哺乳期妈妈可能会比平时更容易出汗，尤其是在夜间或者哺乳后，感觉身体黏黏的，需要及时更换衣物，否则容易着凉生病。

4. 身体水分的需求变化

哺乳期妈妈对水分的需求大幅增加。乳汁中大部分成分都是水，为了分泌足够的乳汁，哺乳期妈妈需要摄入充足的水分。就像干涸的土地需要雨水来滋润，妈妈的身体也需要足够的水分来维持乳汁的正常分泌。一般来说，哺乳期妈妈每天的水分摄入量应该在 2 000 ～ 3 000 mL，除了白开水，也可以适当喝一些汤类，既能补充水分，又能提供其他营养物质。

（二）调整能量摄入以适应哺乳需求

1. 能量消耗的增加

哺乳期妈妈不仅要维持自身的基础代谢，还要为乳汁分泌提供能量。分泌乳汁 100 mL，需要消耗能量 70 ～ 80 kcal。随着乳汁分泌量的增加，哺乳期妈妈每天额外需要的能量也会相应增加。一般建议哺乳期妈妈每天在正常成年女性能量摄入基础上额外增加 500 ～ 600 kcal。例如，一个正常成年女性每天需要 2 000 kcal 的能量，那么哺乳期妈妈每天需要 2 500 ～ 2 600 kcal 的能量来满足身体的需求。

2. 营养素摄入的优化

除了能量的摄入，哺乳期的妈妈还需要合理调整各种营养素的摄入，以保证乳汁的质量和自身的健康。蛋白质是乳汁的重要组成部分，哺乳期妈妈需要摄入足够的优质蛋白质，如瘦肉、鱼类、蛋类、豆类等，每天每千克体重应摄入蛋白质 1.0 ～ 1.2 g。钙也是哺乳期妈妈需要重点关注的营养素，除了满足自身的需求，还要保证乳汁中钙的含量，以满足宝宝的生长发育需求。每天应摄入钙 1 000 ～ 1 200 mg，可以通过牛奶、豆制品、虾皮等食物来补充。此外，维生素 A、维生素 D、铁、锌等营养素也对哺乳期妈妈和宝宝的健康至关重要，哺乳期妈妈需要通过多样化的饮食来保证摄入充足。

3. 饮食安排的注意事项

为了满足哺乳期的能量和营养需求，哺乳期妈妈在饮食安排上需要注意以下几点。第一，要做到食物多样化，每天摄入谷类、薯类、蔬菜、水果、肉类、蛋类、奶类等多种食物，以保证营养均衡。第二，要合理安排进餐时间，每天可以安排 5 ～ 6 餐，少食多餐，这样既能保证能量持续供应，又有助于减轻胃肠负担。第三，要注意食物的烹饪方式，尽量选择清蒸、水煮、炖等健康的烹饪方式，避免食用过多的油炸、油煎食物，以减少能量摄入，同时也有利于哺乳期妈妈的身体恢复。

总之，进入哺乳期后，哺乳期妈妈的身体经历了一系列生理状态的改变，能量摄入需要进行科学的调整，以适应哺乳的需求，保障哺乳期妈妈和宝宝的健康。

二、哺乳期能量缺口计算

（一）哺乳期能量管理——喂奶瘦身两不误

1. 哺乳期能量缺口计算公式

（1）哺乳期能量总需求 = 基础代谢率 + 泌乳消耗 + 活动消耗

泌乳消耗：每日额外须 500 kcal（母乳产量≈ 750 mL/ 天）。

活动消耗：根据运动强度增加 200 ～ 400 kcal。

（2）能量缺口设定

减重目标：每周 0.5 kg（每日能量缺口 500 kcal）。

极限值：总摄入量≥ 1 800 kcal/ 天，避免影响奶量。

2. 分步计算法

以体重 60 kg，身高 160 cm，30 岁女性为例，每日能量需求见表 34。

表 34　每日能量需求

项目	计算公式	示例
BMR	655 + [9.6× 体重 (kg)]+[1.8× 身高 (cm)]−[4.7× 年龄（岁）]	60 kg/160 cm/30 岁 → 655+576+288−141=1 378 kcal
泌乳消耗	+500 kcal	1 378+500=1 878 kcal
活动消耗（轻度）	+200 kcal	1 878+200=2 078 kcal
总需求	BMR+ 泌乳消耗 + 活动消耗	2 078 kcal/ 天

（续表）

项目	计算公式	示例
安全摄入	总需求 – 缺口 500 kcal	2 078–500=1 578 kcal

3. 500 kcal 能量缺口的达成

策略是饮食控制 300 kcal + 运动消耗 200 kcal。健康减重方案见表 35。

表 35 健康减重方案

来源	实操方案	示例
饮食控制	减少精制碳水化合物，替换成高膳食纤维食物	用杂粮饭替代白米饭（每餐减少 80 kcal）
	选择低脂、高蛋白质食物	用鸡胸肉替代五花肉（100 g 食物减少 150 kcal）
运动消耗	每日快走 40 分钟（消耗 200 kcal）	推婴儿车散步，坡度调至 3%
	居家跟练操 20 分钟（消耗 100 kcal）	深蹲 + 弹力带训练（哺乳后 1 小时进行）

4. 哺乳期食谱（1 578 kcal/ 天）

早餐（400 kcal）：煮鸡蛋 2 个（约 140 kcal）、全麦面包 1.5 片（约 120 kcal）、牛油果 1/4 个（约 60 kcal）、无糖豆浆 200 mL（约 50 kcal）、草莓 100 g（约 30 kcal）。

午餐（500 kcal）：杂粮饭 130 g（约 160 kcal）、清蒸鲈鱼 150 g（约 180 kcal）、蒜蓉西蓝花 200 g（约 70 kcal）、凉拌豆腐 50 g（约 50 kcal）、紫菜蛋花汤（约 40 kcal）。

加餐（150 kcal）：希腊酸奶 80 g（约 50 kcal）、蓝莓 50 g（约 30 kcal）、核桃仁 10 g（约 70 kcal）。

晚餐（450 kcal）：荞麦面 100 g（约 300 kcal）、番茄炒蛋 150 g（约 100 kcal）、凉拌菠菜 150 g（约 50 kcal）。

睡前（78 kcal）：温牛奶 150 mL（约 78 kcal）。

5. 关键营养素保卫战

营养素每日需求及推荐食物见表 36。

表 36 营养素每日需求及推荐食物

营养素	每日需求	推荐食物	缺量预警
蛋白质	65~80 g	鸡蛋、鱼、豆腐、瘦肉	掉发、奶量减少
钙	1 000 mg	牛奶、奶酪、芝麻酱、芥蓝	腿抽筋、牙齿松动
铁	27 mg	牛肉、鸭血、黑木耳、红枣	疲劳、面色苍白
DHA	200 mg	三文鱼、亚麻籽油、核桃	记忆力下降、宝宝专注力不足

6.“红灯”禁忌——这些事别做！

极端节食：若日摄入量＜ 1 500 kcal，奶量会断崖式下跌。

空腹运动：易低血糖，运动前吃香蕉 / 全麦饼干。

乱用减肥产品：奥利司他等药物可能污染母乳。

7. 哺乳期体重监测

体重记录、奶量评估与调整建议见表 37。

表 37　体重记录、奶量评估与调整建议

时间	体重记录	奶量评估	调整建议
每周一早晨空腹	下降 0.5 kg	稳定	保持当前方案
	下降 > 1 kg	减少	增加摄入能量缺口 200 kcal（如1片全麦面包+1个鸡蛋）
	无变化	稳定	增加运动 10 分钟 / 天

总结：哺乳期能量缺口 500 kcal= 科学公式 + 温和调整。

口诀：

基础代谢打底，泌乳消耗加码，

饮食运动三七开，营养密度不能差！

若出现头晕、奶量骤降等情况，立即停止减重并咨询医生！

（二）哺乳期“越吃越瘦”加餐清单

1. 加餐选择核心原则

热量可控：每份 100 ～ 200 kcal，每日 2 次加餐，不超能量缺口

500 kcal。

营养密度高：优选高蛋白质 + 高膳食纤维 + 健康脂肪组合。

快手易做：5 分钟搞定，带娃间隙也能优雅加餐。

2. 加餐红榜清单（附热量和做法）

（1）奇亚籽布丁（150 kcal/ 份）

做法：

① 奇亚籽 15 g + 无糖杏仁奶 150 mL，搅匀冷藏 2 小时。

② 表面铺蓝莓 50 g + 南瓜子 1 小把。

加分项：加半勺蛋白粉（增加蛋白质至 10 g）。

哺乳期优势：Omega–3 促进宝宝脑发育，膳食纤维防便秘。

（2）肉桂烤苹果片（80 kcal/ 份）

做法：

① 苹果切成薄片后平铺于烤盘，撒肉桂粉。

② 烤箱 150 ℃烤 30 分钟（或空气炸锅 120 ℃烤 20 分钟）。

升级版：淋 5 g 花生酱（增加 50 kcal）。

哺乳期优势：天然果糖满足甜食欲，肉桂助血糖平稳。

（3）溏心蛋牛油果杯（180 kcal/ 份）

做法：

① 牛油果挖出果肉留壳。

② 牛油果肉 +1 个煮溏心蛋捣碎，加柠檬汁、黑胡椒碎，装回牛油果壳。

加分项：撒奇亚籽，增加膳食纤维。

哺乳期优势：优质脂肪提升奶质，蛋黄胆碱助力宝宝神经发育。

（4）魔芋凉皮沙拉（120 kcal/ 份）

做法：

① 魔芋凉皮焯水，加黄瓜丝、胡萝卜丝。

② 酱汁：生抽 + 米醋 + 小米辣 + 芝麻。

升级版：加鸡胸肉丝 50 g（增加 60 kcal）。

哺乳期优势：魔芋近乎零热量，脆爽解馋无负担。

（5）黑巧克力燕麦能量球（100 kcal/3 颗）

做法：

① 燕麦片 30 g + 花生酱 10 g + 黑巧克力碎 5 g + 蜂蜜 5 g 混合。

② 搓成小球冷藏定型。

哺乳期优势：缓释碳水化合物，抗饿，黑巧克力具有抗氧化、提神的作用。

（6）海苔豆腐蒸蛋（130 kcal/ 份）

做法：

① 鸡蛋 1 个 + 内酯豆腐 50 g 打散，按 1∶1 加水。

② 撒海苔碎，蒸 10 分钟，淋香油。

哺乳期优势：高钙高蛋白质，比普通蒸蛋更饱腹。

3. 加餐黑名单——越吃越胖的坑别踩！

伪健康陷阱：果蔬干（油炸糖浸）、风味酸奶（含糖量 > 10 g/100 g）。

空热量炸弹：奶茶、曲奇、薯片。

隐形糖刺客：乳酸菌饮料、即食谷物（看成分表）。

4. 加餐黄金时间

加餐黄金时间及加餐推荐见表 38。

表 38　加餐黄金时间及加餐推荐

时段	加餐推荐	搭配心机
10：00	奇亚籽布丁 + 黑咖啡	咖啡因 < 200 mg/ 天，不影响哺乳
15：00	烤苹果片 + 希腊酸奶	选无糖酸奶，补充益生菌
睡前 2 小时	温牛奶 + 魔芋凉皮	低热量饱腹，防夜宵暴食

5. 懒人备餐技巧

周末预处理：

烤苹果片批量做，密封保存。

奇亚籽布丁分装冷藏。

冷冻应急包：

能量球冻存，随吃随取。

冰箱常备即食鸡胸肉丸。

总结：哺乳期减重不必饿肚子！

口诀：

高蛋白打底纤维足，低糖低油巧搭配，

少食多餐控热量，越吃越瘦奶不亏！

三、产后修复运动

对于新晋哺乳期的妈妈来说，产后恢复身形、尽快回归孕前状态是许多人梦寐以求却又倍感头疼的目标。在兼顾宝宝的哺乳需求及照顾家庭琐事的忙碌日常中，去健身房借助器械锻炼的传统方式显然不太现实。借助零器械且利用碎片化时间，每天只需投入短短 10 分钟，也能向着恢复孕前状态稳步迈进。

（一）腹直肌分离自测与修复训练

1. 自测方法

第一步：仰卧屈膝，手指并拢放于肚脐上方。

第二步：抬头肩离地，用手指按压肚脐中间。

分离判断：

1 ～ 2 指宽：正常范围，可居家训练。

⩾ 3 指宽：就医 + 专业康复指导。

2. 修复训练（每天 2 次，每次 10 分钟）

健身动作、要点及联想记忆法见表 39。

表 39　健身动作、要点及联想记忆法

健身动作	要点	联想记忆法
仰卧腹式呼吸	吸气鼓腹，呼气收腹，手推腹直肌向中间靠拢	想象腹部是气球，吹气，放气
靠墙静蹲	背贴墙，屈膝 90°，骨盆后倾夹紧臀部	像坐“隐形椅子”一样保持不动
侧桥改良版	侧卧手肘撑地，抬髋 5 秒，放松，左右交替	身体成“斜拉桥”，不塌腰

禁忌：避免卷腹、仰卧起坐、平板支撑（腹直肌分离严重时）。

（二）盆底肌恢复黄金期训练（产后 42 天 ~6 个月）

1. 基础凯格尔运动

找肌群：盆底肌是憋尿、提肛时用到的肌肉（小便时中断尿流用到的肌肉）。

训练方案：

快速收缩：收缩 1 秒→放松 2 秒，10 次 ×3 组。

耐力训练：收缩 5 秒→放松 5 秒，8 次 ×3 组。

2. 生活场景强化法

盆底肌训练动作与效果见表 40。

表 40 盆底肌训练动作与效果

场景	动作	效果
抱娃走路	每走 3 步，收缩盆底肌 1 次	增强耐力，防漏尿
换尿布	抬起宝宝时同步收缩盆底肌，保持 5 秒	模拟负重训练
上下楼梯	抬腿时收缩，落腿时放松	动态强化反应力

神器助攻：阴道哑铃（从最小号开始，每天 10 分钟）。

（三）碎片时间修复术

1. 喂奶时颈肩放松操

喂奶时颈肩放松操见表 41。

表 41 喂奶时颈肩放松操

动作	步骤	喂奶姿势适配
颈部侧拉伸	头向对侧倾，手轻拉头部，每侧保持 15 秒	坐姿哺乳
肩部画圈	向前 / 后缓慢转肩，每个方向 10 圈	摇篮式 / 橄榄球式
上背部按压	用网球抵住墙面，肩胛骨区域滚动按压	哺乳后靠墙放松

2. 换尿布间隙腹式呼吸训练

第一步：站直，双手放肋骨两侧。

第二步：鼻吸气 3 秒（肋骨向两侧扩张），嘴呼气 5 秒（收腹缩盆底肌）。

组数：每次换尿布做 3 组，全天累计 20 组。

（四）修复训练

产后恢复训练计划见表 42。

表 42　产后恢复训练计划

时间	腹直肌分离	盆底肌力	目标
产后 6 周	2~3 指	1~2 级	启动基础训练
产后 3 个月	1~2 指	3~4 级	增加抗阻练习（如阴道哑铃）
产后 6 个月	≤ 1 指	5 级	恢复慢跑 / 跳跃运动

（五）修复须知

开始时间：顺产 42 天后，剖宫产 3 个月后（遵医嘱）。

疼痛信号：训练中腹痛或腰酸，立即停止。

饮食配合：多吃胶原蛋白（如鱼皮、银耳），促筋膜修复。

产后修复不是“卷”，而是聪明练！

口诀：

腹式呼吸靠墙蹲，盆底收缩随时练，
喂奶放松肩颈背，换尿布时调呼吸，
碎片时间巧利用，辣妈归来超省力！

打卡手账

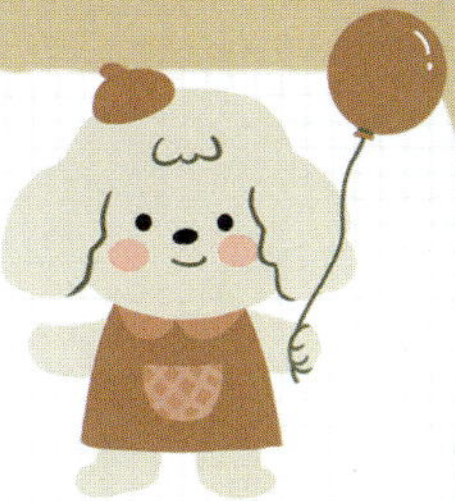

第八章

长效体重管理

产后妈妈的身体经历了一系列变化，代谢功能也受到了一定影响。代谢就像身体里的一台“能量转化器”，负责将摄入的食物转化为维持生命活动所需的能量。产后妈妈由于身体激素水平的改变、活动量减少等，代谢速度可能会变慢，这就导致多余的能量容易以脂肪的形式储存起来。因此，激活代谢成为长效体重管理的关键第一步。

一、代谢重塑营养方案

（一）代谢重塑核心逻辑

目标：打破“节食—暴食”的循环，建立高代谢体质。

许多产后妈妈为了快速恢复身材，往往选择节食这种看似“捷径”的方式。然而，过度节食会使身体进入“饥饿模式”。身体误以为面临“生存危机”，便会自动降低基础代谢率，以减少能量消耗。这意味着身体消耗的能量变少，减肥变得更加困难。

同时，节食会导致营养摄入不足，影响乳汁的质量和产量，无法满足宝宝的营养需求。长期节食还可能引发贫血、免疫力下降、脱发、皮肤松弛等一系列健康问题。而当身体的能量严重不足时，强烈的饥饿感会引发暴食行为。暴食后，摄入的大量高热量食物又会让产后妈妈陷入深深的自责和焦虑，进而可能再次采取节食措施，如此反复，形成恶性循环。

高代谢体质意味着身体在日常生活中消耗的能量更多。产后妈妈的身体在经历分娩和哺乳后，代谢功能会受到一定的影响。通过建立高代谢体质，可以提高基础代谢率，让身体在休息时也消耗更多能量，从而帮助产后妈妈更快恢复身材。

三步策略

修复代谢损伤：抗炎饮食减少慢性炎症。

阶梯式蛋白质：动态调整维持肌肉量。

肠道菌群调控：通过膳食纤维喂养有益菌，提升燃脂效率。

（二）蛋白质阶梯式摄入法

1. 阶段划分与蛋白质摄入策略

健身阶段目标与蛋白质摄入量见表 43。

表 43　健身阶段目标与蛋白质摄入量

阶段	目标	蛋白质摄入量	食物侧重点
启动期（第 1~4 周）	突破平台期，激活代谢	1.6~2.0 g/kg 体重（如体重 60 kg，则 96~120 g/ 天）	乳清蛋白粉、鸡胸肉、鱼类
重塑期（第 5~12 周）	增肌减脂同步	1.2~1.6 g/kg 体重（如体重 60 kg，则 72~96 g/ 天）	鸡蛋、豆类、低脂奶酪
维稳期（13 周后）	保持代谢灵活性	1.0~1.2 g/kg 体重（如体重 60 kg，则 60~72 g/ 天）	植物蛋白质混合动物蛋白质

2. 蛋白质分配技巧

黄金比例：早餐 30% + 午餐 40% + 晚餐 30%。

加餐优选：希腊酸奶、蛋白棒、水煮毛豆。

烹饪原则：低温少油（蒸、煮、烤），保留营养。

一日蛋白质套餐示例（启动期）：

早餐：蛋白煎饼（乳清蛋白粉 30 g + 2 个蛋清 60 g），约含蛋白质 35 g。

午餐：香煎鸡胸肉 150 g + 藜麦 50 g（生重），约含蛋白质 45 g。

晚餐：清蒸鲈鱼 200 g + 豆腐汤 100 g，约含蛋白质 40 g。

蛋白质总摄入约 120 g（60 kg 体重，摄入量达标）。

（三）抗炎饮食在恢复期的应用

分娩过程中，妈妈的身体会受到一定程度的损伤，激素水平也会发生较大变化，这些都容易引发体内的炎症反应。产后炎症不仅会影响身体的恢复速度，还可能导致脂肪堆积，增加体重管理的难度。因此，通过饮食进行抗炎修复，对产后长效体重管理至关重要。

1. 抗炎饮食四要素

抗炎饮食四要素见表 44。

表 44　抗炎饮食四要素

要素	作用机制	必吃清单	必避雷区
Omega-3	抑制促炎因子	三文鱼、亚麻籽、核桃、奇亚籽	油炸食品、反式脂肪（植脂末）
抗氧化剂	清除自由基，修复细胞	蓝莓、石榴、番茄、黑巧克力（可可含量≥ 85%）	精制糖、酒精
膳食纤维	调节肠道菌群，降低内毒素	燕麦、菊芋、秋葵、木耳	精制碳水化合物（白面包、蛋糕）
多酚类	抑制 NF-κB 炎症通路	绿茶、姜黄、西蓝花、紫甘蓝	加工肉（香肠、培根）

2. 抗炎食谱模板（1 800 kcal/ 天）

早餐：燕麦粥（燕麦 50 g + 奇亚籽 10 g）、蓝莓 100 g、核桃 15 g、煎蛋 2 个（橄榄油 5 g）。

午餐：烤三文鱼 150 g、藜麦饭 100 g 、羽衣甘蓝沙拉（羽衣甘蓝 80 g + 橄榄油 5 g + 醋 10 g）、味噌汤（海带 5 g + 豆腐 50 g）。

晚餐：姜黄鸡胸肉（鸡胸肉 120 g + 姜黄粉 1 g）、蒸红薯 150 g、蒜蓉西蓝花 200 g。

加餐：黑巧克力（可可含量≥ 85%）20 g、绿茶 1 杯 200 g。

3. 抗炎代餐方案（忙碌日适用）

思慕雪：菠菜 50 g + 冻莓果 100 g + 亚麻籽粉 10 g + 蛋白粉 25 g。

功效：15 分钟即可完成，抗炎效果极佳。

（四）代谢监测与调整

1. 代谢健康指标

（1）静息代谢率

静息代谢率（resting metabolic rate，RMR）是指人体在清醒、安静状态下，处于空腹且环境温度适宜时，维持生命基本活动（如呼吸、心跳、细胞更新等）所消耗的最低能量。它占据了人体每日总能量消耗的 60% ～ 70%，是影响体重管理的核心因素之一。准确了解 RMR，有助于合理规划饮食摄入与运动计划，避免能量过剩或不足，从而实现体重的稳定控制与代谢健康。静息代谢率可用体脂秤或间接测热法评估。

（2）炎症标志物

炎症标志物是反映身体炎症状态的指标。在代谢健康领域，C 反应蛋白（C－reactive protein，CRP）是常用的炎症标志物之一。CRP 是由肝脏合成的急性时相反应蛋白，当身体受到感染、损伤或存在慢性炎症时，其水平会迅速升高。研究表明，慢性低度炎症与肥胖、胰岛素抵抗、心血管疾病等多种代谢性疾病密切相关。因此，定期检测 CRP 水平，并将其控制在正常范围内（一般认为 CRP $<$ 1 mg/L），对评估代谢健康状况、预防相关疾病具有重要意义。

（3）体成分变化

体成分是指身体中不同组成成分的比例和分布情况，主要包括肌肉量、脂肪量、水分、骨骼等。在体重管理中，关注体成分变化比单纯关注体重更重要。肌肉量是代谢活跃的组织，增加肌肉量有助于提高基础代谢率，促进能量消耗；而脂肪量过多（尤其是内脏脂肪堆积），与代谢性疾病的发生风险密切相关。因此，通过监测体成分变化，合理调整饮食和运动计划，使肌肉量增加、脂肪量下降，对改善代谢健康、塑造良好体形至关重要。

目标：肌肉量每月增加 0.5 ～ 1 kg，脂肪量下降。

2. 动态调整策略

（1）代谢停滞期

在产后代谢重塑的进程中，产后妈妈常常会遭遇代谢停滞期。这是一个令人困扰的阶段，原本有序推进的体重管理计划似乎失去了效力，身体仿佛进入“节能模式”，代谢速度减缓，体重下降变得异常艰难。不过，通过科学的饮食调整，如实施蛋白质循环和增加 Omega-3 摄入，能够帮助产后妈妈有效突破这一困境，重新激活身体的代谢活力。

蛋白质循环：2 天高蛋白质→1 天正常蛋白质。

增加 Omega-3 摄入：每日摄入量增至 3 g（如鱼油）。

（2）慢性疲劳

产后妈妈常常会陷入慢性疲劳的困扰。身体经历分娩的巨大消耗，又要承担照顾宝宝的重任，再加上日夜颠倒、睡眠不足，以及激素水平的急剧变化，这些都让身体和精神长期处于疲惫状态。慢性疲劳不仅影响产后妈妈的日常生活和育儿质量，还可能对身体健康造成长期的负面影响。为有效缓解慢性疲劳，增加抗炎碳水化合物至总热量的 40%，以及补充镁剂，是两种科学且有效的策略。

（五）肠道菌群调控

生完孩子后，产后妈妈的身体会经历很多变化，肠道菌群也会随之改变。若肠道菌群不平衡，可能导致消化不畅，容易便秘或者拉肚子，心情和食欲也可能受影响，甚至更胖。不过，有一种简单又健康的方法能调节肠道菌群，提高燃脂效率，那就是通过摄入膳食纤维来喂养肠道内的有益菌。

1. 产后肠道菌群的变化及影响

（1）肠道菌群的变化

怀孕和分娩期间，孕妇体内的激素和免疫系统会发生很大的变化，这些变化会影响肠道内的菌群平衡。产后，肠道菌群的数量和种类会发生改变。一些有益菌可能减少，有害菌可能增多，从而打破了肠道菌群的平衡状态。

（2）肠道菌群失衡的影响

肠道菌群不平衡会让产后妈妈的身体出现多种问题。对肠道本身而言，可能引发消化功能不好，出现腹泻或便秘交替的情况。肠道和大脑之间存在关联，菌群失衡可能会让产后妈妈的心情变差，更想吃东西，增加产后抑郁的风险。此外，它还与身体代谢有关，可能造成脂肪堆积，让产后妈妈更容易变胖。

2. 膳食纤维对有益菌的喂养作用

（1）膳食纤维的定义与分类

膳食纤维是一种无法被人体消化的多糖类物质，类似食物的“残渣”。它分为两类：一类是可溶性膳食纤维（如果胶、树胶），在水中能形成凝胶状物质；另一类是不可溶性膳食纤维（如纤维素、半纤维素），能增加粪便体积，促进肠道蠕动。

（2）膳食纤维如何喂养有益菌

膳食纤维就像肠道有益菌的“美食”。当膳食纤维进入肠道后，会被有益菌分解利用。比如，双歧杆菌、乳酸杆菌等有益菌能分解可溶性膳食纤维，在分解的过程中会产生短链脂肪酸。

3. 提升燃脂效率的机制

（1）短链脂肪酸的作用

调节能量代谢：短链脂肪酸进入血液后，会被身体多个器官利用。它能为肠道细胞提供能量，还能协助肝脏和肌肉处理脂肪和糖类。简单来说，它能平衡身体的能量代谢，促进脂肪燃烧，减少脂肪堆积。

改善胰岛素敏感性：短链脂肪酸能提高身体细胞对胰岛素的敏感性。胰岛素就像一把钥匙，帮助细胞利用血糖。当细胞对胰岛素更敏感时，血糖能被细胞更充分地利用，避免转化为脂肪储存，同时还能加速脂肪燃烧。

（2）调节肠道激素分泌

膳食纤维让有益菌产生短链脂肪酸后，还能调节肠道激素的分泌。这些激素可以让人有饱腹感，不想吃太多东西。同时，它们还能加速脂肪分解，促进身体消耗更多能量，从而进一步提高燃脂效率。

（3）增强肠道屏障功能

肠道菌群不平衡可能会削弱肠道屏障，使有害物质易进入体内引发炎症。而膳食纤维能增加有益菌数量，增强肠道屏障功能。肠道屏障功能好，身体就能更好地抵御有害物质，减少炎症对能量代谢的干扰，更有利于燃烧脂肪。

4. 膳食纤维的选择与摄入建议

（1）膳食纤维的食物来源

很多食物都富含膳食纤维，如全谷类食物（燕麦、糙米、全麦面包）、蔬菜（西蓝花、菠菜、胡萝卜）、水果（苹果、香蕉、橙子）、豆类（黑豆、红豆、绿豆）、坚果和种子（杏仁、核桃、奇亚籽）等。产后妈妈可以根据自己的口味和身体状况选择。

（2）摄入量的建议

一般建议产后妈妈每天摄入 25 ～ 30 g 膳食纤维。可在每餐搭配富含膳食纤维的食物，比如，早上喝燕麦粥，加些水果和坚果；中午和晚上多吃蔬菜，搭配全谷类食物。不过需循序渐进增加膳食纤维的摄入量，若一次性吃太多，可能引起肠胃不适。

（3）与其他营养素的搭配

摄入膳食纤维时，要注意和其他营养素搭配好。由于膳食纤维可能影响钙、铁、锌等营养素的吸收，因此要搭配富含这些营养素的食物。食用高膳食纤维食物时，要多喝水，这样膳食纤维才能在肠道内更好地发挥作用。

总之，产后妈妈可以通过摄入膳食纤维调节肠道菌群，帮助身体恢复并提高燃脂效率。只要选对食物，控制好摄入量并注重搭配，就能更轻松地拥有好身体。

（六）长效管理小贴士

1. 16 : 8 轻断食

16 : 8 轻断食是指每天进食窗口控制在 8 小时内（如 9:00—17:00）。

16 : 8 轻断食是当下备受关注的间歇性禁食方法。它的核心在于将每天的进食时间严格限制在连续 8 个小时内，其余 16 个小时处于禁食状态。以“9:00—17:00”为例，在这 8 个小时里，你可以正常地享受各类美食，满足身体的能量需求；而 17:00 到次日 9:00 的 16 个小时内，除了可以适量饮水、黑咖啡、茶等无热量饮品外，不再摄入其他食物。

2. 抗炎调味：用姜黄 + 黑胡椒 + 肉桂替代部分盐和糖

传统高盐、高糖饮食易引发高血压、糖尿病等健康问题。姜黄富含姜黄素，可抑制炎症介质生成，减轻炎症反应，并通过抗氧化作用保护细胞。黑胡椒中的胡椒碱能提升姜黄素的吸收率，增强抗炎效果，同时赋予食物独特风味。肉桂能调节血糖、血脂，抑制炎症介质，能预防感染。三者搭配使用，不仅能减少盐、糖的摄入量，还能通过抗炎、抗氧化、调节代谢等多重机制改善健康。

在烹饪中，可将姜黄、黑胡椒、肉桂与少量盐、糖混合调味，适用于红烧、炖汤、烘焙等菜肴，或制作姜黄拿铁等饮品。建议每日姜黄摄入量控制在 1 ～ 2 g，黑胡椒和肉桂适量搭配。需注意个体耐受性，特殊人群应咨询医生。这种调味方式既能提升食物风味，又能通过天然成分促进健康，是值得推广的科学饮食选择。

3. 肠道养护：补充益生菌（双歧杆菌 + 乳酸杆菌）

肠道健康对人体健康至关重要，补充益生菌是养护肠道的有效方式，其中双歧杆菌和乳酸杆菌尤为关键。

双歧杆菌是肠道内有益菌的代表之一，它就像一群勤劳的“清洁卫士”，能有效抑制有害菌的生长繁殖，维持肠道微生态平衡。同时还能促进肠道蠕动，增加粪便体积，预防和改善便秘，保持肠道通畅。

乳酸杆菌同样发挥着关键作用。它具有强大的黏附能力，能紧紧附着在肠道黏膜上，形成一层保护膜，阻止有害菌入侵。此外，乳酸杆菌还能合成维生素 B 族等多种维生素，为人体提供额外的营养支持。

在日常生活中，我们可以通过食用含有益生菌的食物（如酸奶、发酵豆制品等），或者在医生指导下服用益生菌制剂，补充双歧杆菌和乳酸杆菌，从而维护肠道健康，提高身体免疫力。

总结：长效体重管理 = 代谢重塑 × 抗炎修复。

口诀：

蛋白阶梯动态调，抗炎食材是法宝，

肠道菌群要养好，代谢拉满驻颜牢！

二、家庭融合式运动

产后妈妈面临着身体恢复和照顾宝宝的双重挑战，时间与精力都极为有限。家庭融合式运动成为理想选择，它将运动与家庭生活巧妙融合，能在有限的时间和空间内帮助产后妈妈逐步恢复身体机能，提升健康水平，同时增进亲子关系，营造温馨和谐的家庭氛围。

（一）亲子瑜伽动作设计：5 个超有趣互动体式

目标：提升柔韧性 + 增进亲子默契（适合 3 岁以上儿童）。

亲子瑜伽练习步骤与互动口令见表 45。

表 45　亲子瑜伽练习步骤与互动口令

体式	步骤与互动口令	功效	安全提示
双人树式	家长单腿站立，孩子环抱家长腰部模仿树枝摇晃，互换角色	提升平衡感，培养信任	靠墙练习防摔倒
亲子船式	面对面坐，手拉手，同时抬腿伸直成“V”字，唱“划船歌”	强化核心，促进消化	膝盖微屈，避免腰椎压力
飞鸟展翅	孩子趴在家长背上，家长做平板支撑，孩子展开双臂“飞翔”	家长练核心，孩子练胆量	家长核心不足时改用跪姿平板支撑
彩虹桥	家长做桥式抬臀，孩子从“桥洞”爬过，奖励贴纸	家长塑臀，孩子爬行训练	家长颈部垫毛巾防酸痛
星空冥想	躺成“大”字，手心贴手心，闭眼想象遨游太空	放松身心，提升专注力	备软垫，防着凉

每日 15 分钟方案：

早晨：双人树式（3 分钟）→ 亲子船式（5 分钟）。

睡前：星空冥想（7 分钟）。

（二）推车散步能量消耗——不同场景精准计算

推车散步能量消耗公式为

能量消耗（kcal）= 体重（kg）× 距离（km）× 系数

推车散步能量消耗见表 46。

表 46　推车散步能量消耗

场景	系数（kcal/kg/km）	60 kg 妈妈推车散步 5 km 消耗的能量 /kcal	省力技巧
平路慢走（3 km/h）	0.6	60×5×0.6=180	单手握车，另一只手摆动增加能量消耗
平路快走（5 km/h）	0.8	60×5×0.8=240	收紧核心
斜坡上行（5° 坡度）	1.2	60×5×1.2=360	小步高频，身体微前倾
石子路 / 沙地	1.0	60×5×1.0=300	选宽轮推车，匀速前进

能量消耗加倍秘籍：

负重模式：推车时悬挂妈妈包（每增加 1 kg，热量消耗提升 5%）。

间歇训练：快走 1 分钟→慢走 2 分钟，循环 10 组。

音乐助力：跟着 BPM 120 ～ 130 的节奏运动（如《Baby Shark》混音版）。

（三）家庭运动融合计划

亲子互动运动计划见表 47。

表 47　亲子互动运动计划

时段	运动组合	亲子互动点
晨间（7:00）	亲子瑜伽（双人树式 + 亲子船式）	比赛谁的单腿站立更久，奖励早安吻
午后（15:00）	推车散步 3 km（穿插快走冲刺）	寻找沿途 5 种颜色的物体，科普自然知识
傍晚（18:00）	小区游乐场体能循环（滑梯深蹲 + 秋千卷腹）	设计寻宝游戏

（四）安全须知与装备推荐

1. 安全红线

做瑜伽前 1 小时不进食，防呕吐。

推车散步检查刹车系统，避开车流高峰。

气温＞ 30 ℃或＜ 5 ℃时改为室内运动。

2. 装备清单

防滑瑜伽垫（厚度≥ 6 mm）。

使用运动型婴儿推车。

亲子运动装（透气速干面料）。

（五）卡路里兑换“家庭欢乐币”

奖励机制：

每消耗热量 100 kcal，兑换 1 枚欢乐币。

10 枚欢乐币兑换 1 次“周末公园野餐”。

20 枚欢乐币兑换 1 个“亲子游泳日”。

家庭运动不是任务，而是高质量陪伴！

口诀：

瑜伽互动笑声多，推车散步耗热量，

安全装备要齐全，卡路里换全家欢！

打卡手账

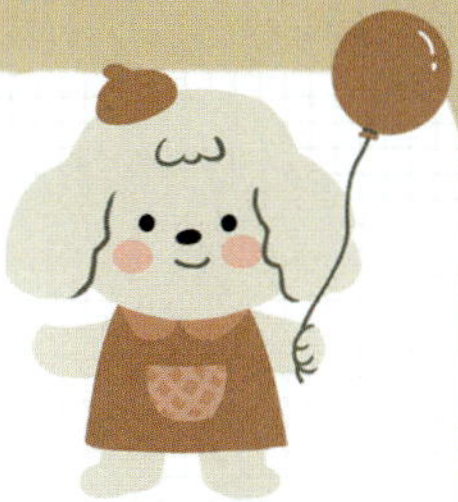

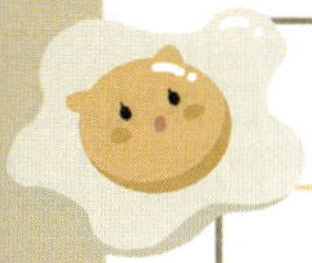

第四部分

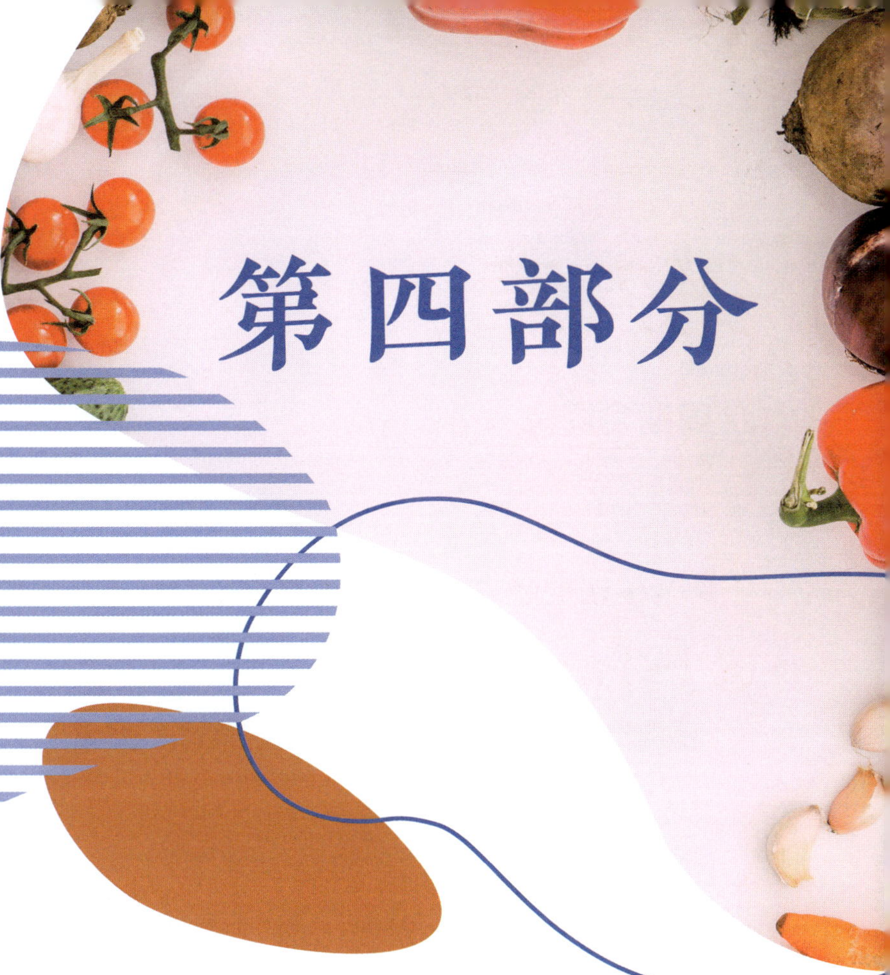

实战工具篇

第九章

全周期食谱库

一、全孕期食谱举例

（一）备孕期（女性）食谱

核心需求：补充叶酸、铁、优质蛋白质，维持合理体重。

1. 1 500 kcal 能量的食谱

早餐：杂粮粥 1 碗（燕麦 30 g + 小米 20 g + 南瓜 50 g，约 200 kcal）、水煮蛋 1 个（约 70 kcal）、凉拌菠菜 100 g（约 20 kcal）、紫薯半个（50 g，约 40 kcal）。

上午加餐：苹果 1 个（约 90 kcal）、原味坚果 8 g（约 40 kcal）。

午餐：糙米饭 150 g（约 210 kcal）、清蒸鲈鱼 120 g（约 120 kcal）、蒜蓉西蓝花 150 g（约 50 kcal）、豆腐汤 1 碗（约 60 kcal）。

下午加餐：原味酸奶 150 g（约 90 kcal）。

晚餐：蔬菜鸡蛋面（面条 100 g + 鸡蛋 1 个 + 青菜 200 g，约 320 kcal）、瘦肉炒芹菜 100 g（约 80 kcal）。

睡前加餐：温牛奶 200 mL（约 108 kcal）。

总能量：约 1 500 kcal。

2. 1 800 kcal 能量的食谱（在 1 500 kcal 能量的食谱基础上增加）

早餐：加 1 片全麦面包（约 70 kcal）。

午餐：加糙米饭 70 g（约 98 kcal）、清炒荷兰豆 100 g（约 40 kcal）。

下午加餐：加 1 小把核桃（2 颗，约 60 kcal）。

晚餐：加凉拌海带丝 100 g （约 30 kcal）。

总能量：约 1 800 kcal。

3. 2 100 kcal 能量的食谱（在 1 800 kcal 能量的食谱基础上增加）

早餐：加 1 个肉包（约 150 kcal）。

午餐：加糙米饭 30 g （约 50 kcal）、瘦肉 50 g（约 60 kcal）。

晚餐：加蒸南瓜 100 g（约 50 kcal）。

总能量：约 2 100 kcal。

（二）孕早期（1~12 周）食谱

核心需求：缓解孕吐，保证碳水化合物、叶酸、维生素 B_6，能量与孕前一致。

1. 1 500 kcal 能量的食谱

早餐：小米粥 1 碗（小米 65 g，约 130 kcal）、蒸山药 100 g（约 60 kcal）、水煮蛋 1 个（约 70 kcal）。

上午加餐：苏打饼干 5 片（约 100 kcal）。

午餐：软米饭 130 g（约 182 kcal）、清蒸鳕鱼 100 g（约 88 kcal）、冬瓜排骨汤 150 g（去油，约 120 kcal）、清炒生菜 100 g（约 20 kcal）、煮玉米 100 g（约 80 kcal）。

下午加餐：香蕉 1 根（约 90 kcal）、无糖豆浆 1 杯（约 50 kcal）。

晚餐：蔬菜豆腐粥（大米 65 g + 豆腐 50 g + 青菜 50 g，约 234 kcal）、番茄炒蛋 130 g（约 166 kcal）。

睡前加餐：温牛奶 200 mL（约 108 kcal）。

总能量：约 1 500 kcal。

2. 1 800 kcal 能量的食谱（在 1 500 kcal 能量的食谱基础上增加）

早餐：加 1 片全麦面包（约 70 kcal）。

午餐：加 米饭 50 g（约 70 kcal）、凉拌黄瓜 100 g（约 15 kcal）。

下午加餐：加 1 小把杏仁（15 颗，约 90 kcal）。

晚餐：加清炒油麦菜 130 g（约 45 kcal）。

总能量：约 1 800 kcal。

3. 2 100 kcal 能量的食谱（在 1 800 kcal 能量的食谱基础上增加）

早餐：加 1 个菜包（约 120 kcal）。

午餐：加米饭 50 g（70 kcal）、瘦肉 50 g（约 60 kcal）。

睡前加餐：加 1 块奶酪（约 30 kcal）。

总能量：约 2 100 kcal。

（三）孕中期（13~28 周）食谱

核心需求：增加蛋白质、钙、DHA，能量在基准上增加 300 kcal（1 800 kcal、2 100 kcal、2 400 kcal）。

1. 1 800 kcal 能量的食谱（基准 1 500 kcal + 300 kcal）

早餐：燕麦粥 1 碗（燕麦 40 g + 牛奶 200 mL，约 250 kcal）、全麦面包 2 片（约 140 kcal）、水煮蛋 1 个（约 70 kcal）。

上午加餐：奇异果 1 个（约 60 kcal）、核桃 2 颗（约 60 kcal）。

午餐：糙米饭 150 g（约 210 kcal）、红烧牛肉 80 g（约 150 kcal）、虾皮炒菠菜 150 g（约 80 kcal）、紫菜蛋花汤 1 碗（约 50 kcal）。

下午加餐：酸奶 200 g（约 120 kcal）、苹果 1 个（约 90 kcal）。

晚餐：杂粮饭 130 g（约 180 kcal）、清蒸虾 6 只（约 60 kcal）、西蓝花炒胡萝卜 150 g（约 60 kcal）、菌菇汤 1 碗（约 50 kcal）。

睡前加餐：温牛奶 280 mL（约 160 kcal）。

总能量：约 1 800 kcal。

2. 2 100 kcal 能量的食谱（基准 1 800 kcal + 300 kcal）

在 1 800 kcal 能量基础上增加：

早餐：加 1 个肉包（约 150 kcal）。

午餐：加米饭 50 g（约 70 kcal）。

下午加餐：加 1 个橙子（约 60 kcal）。

总能量：约 2 100 kcal。

3. 2 400 kcal 能量的食谱（基准 2 100 kcal + 300 kcal）

在 2 100 kcal 能量基础上增加：

早餐：加凉拌菠菜 200 g（约 40 kcal）。

午餐：加瘦肉 70 g（约 80 kcal）、苹果 1 个（约 90 kcal）。

晚餐：加蒸南瓜 100 g（约 50 kcal）。

睡前加餐：加全麦饼干 1 片（约 40 kcal）。

总能量：约 2 400 kcal。

（四）孕晚期（29~40 周）食谱

核心需求：控制体重增速，增加膳食纤维、铁、钙，能量在基准上增加 450 kcal（1 950 kcal、2 250 kcal、2 550 kcal）。

1. 1 950 kcal 能量的食谱（基准 1 500 kcal + 450 kcal）

早餐：紫薯 1 个（150 g，约 120 kcal）、豆浆 250 mL（约 130 kcal）、鸡蛋羹 1 份（鸡蛋 1 个，约 70 kcal）、凉拌木耳 100 g（约 40 kcal）。

上午加餐：草莓 200 g（约 70 kcal）、杏仁 15 颗（约 90 kcal）。

午餐：藜麦饭 150 g（约 195 kcal）、红烧鱼块 130 g（约 156 kcal）、

排骨炖玉米（排骨 100 g + 玉米 100 g，约 220 kcal）、清炒油麦菜 150 g（约 40 kcal）。

下午加餐：无糖豆浆 200 mL（约 110 kcal）、全麦面包 2 片（约 140 kcal）。

晚餐：蔬菜粥 1 碗（大米 50 g + 青菜 100 g，约 150 kcal）、鸡肉炒芦笋 120 g（约 120 kcal）、冬瓜虾仁汤（虾仁 60 g + 冬瓜 100 g，约 110 kcal）。

睡前加餐：温牛奶 260 mL（约 140 kcal）、苏打饼干 2 片（约 40 kcal）。

总能量：约 1 950 kcal。

2. 2 250 kcal 能量的食谱（基准 1 800 kcal + 450 kcal）

在 1 950 kcal 能量基础上增加：

早餐：加 1 个菜包（约 120 kcal）。

午餐：加藜麦饭 40 g（约 50 kcal）、瘦肉 20 g（约 40 kcal）。

下午加餐：加 1 个苹果（约 90 kcal）。

总能量：约 2 250 kcal。

3. 2 550 kcal 能量的食谱（基准 2 100 kcal + 450 kcal）

在 2 250 kcal 能量基础上增加：

早餐：加 1 个水煮蛋（约 70 kcal）。

午餐：加米饭 80 g（约 100 kcal）、凉拌海带丝 100 g（约 30 kcal）。

晚餐：加豆腐 120 g（约 100 kcal）。

总能量：约 2 550 kcal。

注意事项

（1）能量调整：根据体重增长速度微调（如每周增重超过 0.5 kg，可减少 5%~10% 的主食量）。

（2）食材替换：同类食物可互换（如用鱼替换虾、用菠菜替换油菜），保证蛋白质、蔬菜摄入量稳定。

（3）特殊需求

孕吐严重者：孕早期可少食多餐，用烤馒头、苏打饼干缓解不适。

控糖需求：减少精制糖（如甜饮料、糕点）摄入量，用杂粮替换部分白米白面。

补钙重点：每日保证奶类 300~500 mL 及豆制品 100 g，必要时补充钙剂。

可根据个人口味灵活调整，核心是保证“主食粗细搭配，蛋白质优质多样，蔬菜足量，少油少盐”。

二、妊娠糖尿病食谱举例

（一）妊娠糖尿病饮食原则

1. 控制碳水化合物摄入

（1）选择低升糖指数食物，用杂粮饭、全麦面包、杂豆、燕麦等替代精制米面（如白米饭、白面包、白粥），避免添加糖（如奶茶、蛋糕、蜂蜜等）。

（2）碳水化合物占每日总能量的 45% ～ 50%，且需均匀分配到三餐及加餐中，避免一次摄入过多导致血糖骤升。

2. 保证优质蛋白质和适量脂肪

（1）蛋白质占每日总能量的 15% ～ 20%，优先选择鱼、禽、蛋、瘦肉、豆制品、低脂奶等，增强饱腹感并减少血糖波动。

（2）以不饱和脂肪（如橄榄油、坚果、深海鱼）为主，限制动物油脂和反式脂肪（如油炸食品、加工肉），脂肪占每日总能量的 25% ～ 30%。

3. 增加膳食纤维摄入

多吃绿叶蔬菜（如菠菜、芹菜、西蓝花）、低糖水果（如草莓、蓝莓、苹果，每日 200 ～ 300 g），延缓碳水化合物吸收，帮助控制血糖。

4. 少食多餐，定时定量

每日 5 ～ 6 餐（3 正餐 + 2 ～ 3 加餐），正餐吃到七八分饱，加餐选择低糖、高膳食纤维食物（如无糖酸奶、坚果、全麦饼干），避免空腹或过饱。

5. 避免高糖、高盐、高油食物

禁止食用含糖饮料、甜点、蜜饯；每日盐摄入量≤ 5 g，减少食用腌制食品；烹饪方式以蒸、煮、炖为主，避免油炸、红烧。

6. 监测血糖，灵活调整

餐后 2 小时血糖应控制在 4.4 ～ 6.7 mmol/L，根据血糖波动调整食物种类和用量（如某餐后血糖偏高，下次减少碳水化合物比例）。

（二）妊娠糖尿病按能量分级食谱举例

1. 1 500 kcal 能量的食谱（适用于备孕期、孕早期）

早餐：全麦面包 2 片（约 60 g）、水煮蛋 1 个（50 g）、凉拌菠菜 100 g、无糖豆浆 200 mL。

上午加餐：苹果 1 个（约 150 g）、原味杏仁 5 颗（约 10 g）。

午餐：杂粮饭（大米 30 g + 小米 20 g + 燕麦 10 g，共 60 g 生重）、清蒸鲈鱼 80 g 、清炒西蓝花 150 g 、豆腐汤（豆腐 50 g）。

下午加餐：无糖酸奶 100 g、全麦饼干 2 片（约 20 g）。

晚餐：荞麦面 50 g（生重）、瘦肉炒芹菜（瘦肉 50 g + 芹菜 150 g）、凉拌黄瓜 100 g 、低脂牛奶 200 mL。

睡前加餐：水煮毛豆 50 g、鸡蛋羹（鸡蛋 1 个，约 50 g）。

2. 1 800 kcal 能量的食谱（适用于孕中期）

早餐：燕麦粥（燕麦 40 g）、水煮蛋 1 个（50 g）、凉拌生菜 100 g、低脂奶酪 1 片（20 g）。

上午加餐：草莓 150 g 、核桃 1 个（约 15 g）。

午餐：杂粮饭（大米 40 g + 糙米 20 g + 红豆 10 g，生重共 70 g）、鸡胸肉炒芦笋（鸡胸肉 100 g + 芦笋 150 g）、冬瓜海带汤（冬瓜 100 g）。

下午加餐：无糖希腊酸奶 150 g 、全麦面包 1 片（30 g）。

晚餐：藜麦饭（藜麦 50 g + 大米 20 g）、清蒸虾 100 g 、蒜蓉油麦菜 150 g、紫菜蛋花汤（鸡蛋 50 g）。

睡前加餐：黄瓜 1 根（约 150 g）、低脂牛奶 250 mL。

3. 2 100 kcal 能量的食谱（适用于孕晚期）

早餐：全麦馒头 1 个（约 80 g）、水煮蛋 1 个（50 g）、凉拌木耳黄瓜 100 g、无糖豆浆 250 mL。

上午加餐：蓝莓 150 g、原味花生 10 g 、无糖酸奶 100 g。

午餐：杂粮饭（大米 50 g + 小米 20 g + 玉米糁 10 g，生重共 80 g）、红烧鲫鱼（鲫鱼 120 g，少油）、清炒芥蓝 150 g 、番茄豆腐汤（番茄 50 g + 豆腐 50 g）。

下午加餐：全麦三明治（全麦面包 2 片 + 鸡蛋 1 个 + 生菜 50 g）、小番茄 100 g。

晚餐：紫薯 1 个（约 100 g）、瘦肉炒蘑菇（瘦肉 80 g + 蘑菇 150 g）、凉拌秋葵 100 g、低脂牛奶 250 mL。

睡前加餐：无糖杏仁奶 200 mL、全麦消化饼干 2 片（约 20 g）。

（三）食谱调整说明

1. 与普通孕期食谱的核心区别

减少精制碳水化合物（如将白米饭替换为杂粮饭），去除高糖食材（如蜂蜜、甜点），增加膳食纤维和蛋白质比例，通过加餐避免空腹低血糖。

2. 灵活替换原则

同类食物可互换（如将鱼替换为虾、全麦面包替换为燕麦），但需控制质量（如 100 g 紫薯的碳水化合物含量≈ 50 g 杂粮饭的碳水化合物含量）。

3. 配合运动

餐后 30 分钟适当散步（15 ～ 20 分钟），有助于降低血糖，但须在医生指导下进行。

通过科学饮食管理，妊娠糖尿病患者可有效控制血糖，降低母婴并发症风险。具体食谱需结合个体血糖反应、体重增长及医生建议调整。

打卡手账

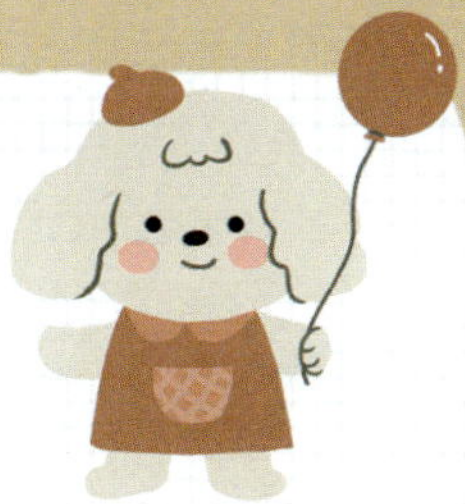

第十章

营养素速查手册

一、营养素需求速查

孕期女性的营养素需求会随着胎儿生长、母体代谢变化而动态调整，合理摄入营养素对预防妊娠并发症、保障母婴健康至关重要。以下是针对孕期（含备孕期、孕早期、孕中期、孕晚期）的核心营养素参考摄入量，涵盖能量、宏量营养素、关键微量营养素等。

（一）能量推荐摄入量

能量需求随孕期进展逐渐增加，以维持母体基础代谢、胎儿生长及胎盘发育。不同阶段能量推荐摄入量见表 48。

表 48　不同阶段能量推荐摄入量　　kcal/ 天

阶段	轻体力活动能量摄入量	中体力活动能量摄入量	重体力活动能量摄入量
备孕期	2 100	2 300	2 700
孕早期（1~12 周）	2 100	2 300	2 700

（续表）

阶段	轻体力活动能量摄入量	中体力活动能量摄入量	重体力活动能量摄入量
孕中期（13~28周）	+300	+300	+450
孕晚期（29~40周）	+450	+500	+650

注意事项

孕早期胎儿生长缓慢，能量需求与备孕期一致；孕中期和孕晚期需额外增加能量。

超重/肥胖孕妇需在医生指导下适当控制能量摄入，避免过度增重；体重不足者可适当增加能量摄入。

（二）宏量营养素推荐摄入量

1. 蛋白质

蛋白质是胎儿组织发育、胎盘形成的关键营养素，孕期需求量显著增加。不同阶段蛋白质推荐摄入量见表49。

表49　不同阶段蛋白质推荐摄入量

阶段	推荐摄入量/（g/天）	占总能量比例
备孕期	65	15%~20%
孕早期（1~12周）	70	15%~20%
孕中期（13~28周）	80	15%~20%
孕晚期（29~40周）	85	15%~20%

优质蛋白质（如鱼、禽、蛋、瘦肉、豆制品、奶类）应占总蛋白质的 50% 以上。例如，每日食用 1 个鸡蛋、牛奶 300 ～ 500 mL、瘦肉或鱼 100 ～ 150 g。

2. 脂肪

脂肪是胎儿脑发育的重要原料（如 DHA），需控制总量并优化结构。

在备孕期至孕期，需增加不饱和脂肪酸：每周吃 2 ～ 3 次深海鱼（如三文鱼、鳕鱼）补充 DHA；每日摄入坚果（10 ～ 15 g）提供 α－亚麻酸；减少反式脂肪：避免油炸食品、植脂末、加工糕点。脂肪摄入量占总能量的 20% ～ 30%。

3. 碳水化合物

碳水化合物作为主要供能物质，需选择低升糖指数食物，避免血糖波动。

在备孕期至孕期，用全谷物（如燕麦、糙米、玉米）、杂豆、薯类替代精制米面（如白米饭、白面包）。妊娠糖尿病患者须将比例降至 45% ～ 50%，并均匀分配到三餐及加餐中。碳水化合物摄入量占总能量的 50% ～ 60%。

（三）关键微量营养素推荐摄入量

1. 矿物质

矿物质每日推荐摄入量见表 50。

表 50　矿物质每日推荐摄入量

营养素	推荐摄入量				关键作用及来源
	备孕期	孕早期	孕中期	孕晚期	
钙	800 mg	800 mg	1 000 mg	1 200 mg	促进胎儿骨骼发育，预防孕期缺钙抽筋； 来源：牛奶（500 mL/天）、豆制品、绿叶菜（菠菜需焯水去草酸）、小鱼干
铁	20 mg	20 mg	24 mg	29 mg	预防缺铁性贫血（胎儿造血需求增加）； 来源：红肉（如牛肉、羊肉）、动物血、肝脏（每月 1~2 次，每次 50 g）、黑木耳。搭配维生素 C（如番茄、橙子）促进吸收
锌	7.5 mg	9.5 mg	9.5 mg	9.5 mg	助力胎儿生长发育、增强免疫功能； 来源：贝壳类海鲜（如牡蛎）、红肉、南瓜子、豆类

（续表）

营养素	推荐摄入量				关键作用及来源
	备孕期	孕早期	孕中期	孕晚期	
碘	120 μg	230 μg	240 μg	240 μg	参与甲状腺激素合成，预防胎儿智力发育障碍来源：加碘盐（每天5 g）、海带（每周1次，干品5~10 g）、紫菜
硒	60 μg	65 μg	65 μg	65 μg	抗氧化、增强免疫力；来源：富硒谷物、深海鱼、蘑菇

2. 维生素

维生素每日推荐摄入量见表51。

表51　维生素每日推荐摄入量

营养素	推荐摄入量				关键作用及来源
	备孕期	孕早期	孕中期	孕晚期	
叶酸	400 μg	600 μg	600 μg	600 μg	预防胎儿神经管缺陷（如脊柱裂）；来源：深绿色蔬菜（如菠菜）、豆类、动物肝脏

（续表）

营养素	推荐摄入量				关键作用及来源
	备孕期	孕早期	孕中期	孕晚期	
维生素D	10 μg（400 IU）	10 μg	10 μg	10 μg	促进钙吸收，预防孕期骨量流失；来源：晒太阳（每周 2~3 次，每次 15~30 分钟）、深海鱼、蛋黄、强化牛奶
维生素 B_{12}	2.4 μg	2.6 μg	2.6 μg	2.6 μg	参与红细胞生成，预防巨幼细胞贫血；来源：肉类、鱼类、蛋类、乳制品（素食者需补充制剂）
维生素C	100 mg	100 mg	110 mg	110 mg	抗氧化，促进铁吸收；来源：新鲜水果（如柑橘、奇异果、草莓）、蔬菜（如青椒、西蓝花）

（续表）

营养素	推荐摄入量				关键作用及来源
	备孕期	孕早期	孕中期	孕晚期	
维生素A	700 μg	700 μg	770 μg	770 μg	促进胎儿视力发育和皮肤健康（注意：过量可致畸，须控制在每天3 000 μg以内）；来源：β-胡萝卜素（如胡萝卜、南瓜、菠菜）、动物肝脏（适量食用）

3. 必需脂肪酸

推荐量：孕中晚期每日需要 DHA 200 ～ 300 mg。

作用：促进胎儿大脑和视网膜发育。

来源：每周 2 ～ 3 次深海鱼；素食者可选择藻油 DHA 补充剂。

（四）膳食纤维

推荐量：备孕期至孕期均为 25 ～ 30 g / 天。

作用：预防孕期便秘，降低胆固醇，延缓血糖上升。

来源：全谷物、杂豆、绿叶蔬菜（如芹菜、菠菜）、低糖水果（如苹果）、菌菇类。

（五）特殊注意事项

1. 妊娠糖尿病饮食建议

需严格控制碳水化合物比例（45%～50%），增加蛋白质和膳食纤维的摄入，建议少食多餐，避免高 GI 食物（如白粥、糯米、西瓜）。

2. 妊娠高血压饮食建议

限制钠的摄入（每日盐≤ 5g），增加钾（如香蕉、土豆）、钙（如牛奶）、镁（如坚果、深绿色蔬菜）的摄入。

3. 补充剂的使用

叶酸（孕前 3 个月至孕早期）、铁（孕中期后常规补充）、钙（饮食不足时补充制剂）须在医生指导下使用，避免过量。

孕期营养素摄入须遵循“均衡优先、食物为主、制剂为辅”原则，结合个体体重、健康状况及医生建议调整，定期监测营养相关指标（如血常规、血糖、骨密度）。

二、常见食物 GI 值及 GL 值

常见食物 GI 值及 GL 值见表 52、表 53。

表 52　常见食物 GI 值

食物名称	GI（每100 g）	食物名称	GI（每100 g）	食物名称	GI（每100 g）	食物名称	GI（每100 g）
麦芽糖	105.0	葡萄干	64.0	白面包	87.9	山药	51.0
葡萄糖	100.0	芒果	55.0	糙米	87.0	面包	50.0
绵白糖	83.8	芭蕉	53.0	糯米饭	87.0	芋头	47.7
蜂蜜	73.0	奇异果	52.0	大米饭	83.2	通心粉	45.0
蔗糖	65.0	香蕉	52.0	烙饼	79.6	黑米粥	42.3
巧克力	49.0	葡萄	43.0	油条	74.9	豆腐干	23.7
果糖	23.0	柑	43.0	马铃薯泥	73.0	面条	37.0
南瓜	75.0	苹果	36.0	苏打饼干	72.0	藕粉	32.6
胡萝卜	71.0	梨	36.0	大米粥	69.4	黄豆	18.0
扁豆	38.0	桃子	28.0	玉米面条	68.0	稻麸	19.0
鹰嘴豆	33.0	柚子	25.0	马铃薯	62.0	雪魔芋	17.0
豆腐	31.9	李子	24.0	小米粥	61.5	蚕豆	16.9
绿豆	27.2	樱桃	22.0	汉堡包	61.0	花生	14.0
四季豆	27.0	冰激凌	61.0	荞麦面条	59.3	西瓜	72.0

（续表）

食物名称	GI（每100 g）	食物名称	GI（每100 g）	食物名称	GI（每100 g）	食物名称	GI（每100 g）
菠萝	66.0	酸奶	48.0	燕麦麸	55.0	玉米面粥	51.8
牛奶	27.6	酸乳酪	33.0	爆玉米花	55.0	—	—
全脂牛奶	27.0	脱脂牛奶	32.0	荞麦	54.0	—	—
馒头	88.1	玉米	55.0	甘薯	54.0	—	—

表 53　常见食物 GL 值

食物名称	GL（每100g）	食物名称	GL（每100g）	食物名称	GL（每100g）
糯米饭	17.8	方便面	7.2	西瓜	9.9
荞麦面包	16.4	苕粉	7.1	香蕉	8.1
大米饭	16.2	藕粉	6.9	菠萝	6.3
烙饼	14.7	南瓜	5.9	奇异果	6.2
苏打饼干	13.7	胡萝卜	5.5	豆奶	4.9
白馒头	13.3	绿豆挂面	5.0	苹果	4.4
小米（煮）	13.3	莲子	5.0	橙子	4.4

（续表）

食物名称	GL（每100g）	食物名称	GL（每100g）	食物名称	GL（每100g）
全麦面包	12.1	芋头	5.0	葡萄	4.3
小麦面条	11.8	山药	4.4	草莓	4.3
冰激凌	11.1	绿豆	3.8	芒果	3.9
马铃薯	11.0	四季豆	3.3	梨子	3.7
汉堡包	10.7	米线	3.2	桃子	3.1
栗子	10.7	马铃薯粉条	2.7	脱脂牛奶	2.6
黄豆挂面	9.8	蚕豆（五香）	2.5	柚子	2.3
寿司	9.6	豆腐干	1.3	原味酸奶	2.3
油条	9.4	洋葱	1.2	樱桃	2.2
玉米面粥	9.4	豆腐（冻）	0.8	李子	1.9
荞麦（黄）	9.0	花生	0.4	全脂牛奶	1.5
粟米（煮）	7.5	腰果	0.4	—	—

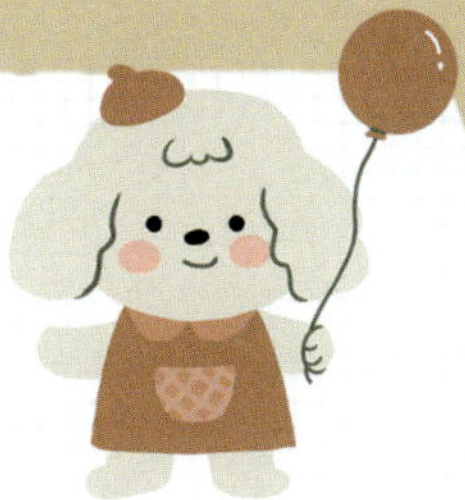

打卡手账

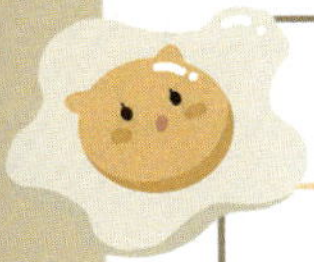